时代新健康系列

FUKEBING DE ZIWO TIAOYANG

# 妇科病的自我调养

胡维勤 ◎ 编著

时代出版传媒股份有限公司
安徽科学技术出版社

## 图书在版编目（CIP）数据

妇科病的自我调养 / 胡维勤编著. —— 合肥：安徽科学技术出版社，2015.1（2025.6重印）

（时代新健康系列）

ISBN 978-7-5337-6504-0

Ⅰ. ①妇… Ⅱ. ①胡… Ⅲ. ①妇科病－食物疗法②妇科病－穴位疗法 Ⅳ. ①R247.1②R245.9

中国版本图书馆CIP数据核字（2014）第267765号

---

**妇科病的自我调养**　　　　胡维勤　编著

---

出 版 人：王筱文　　选题策划：丁凌云　吴　玲　　责任编辑：吴　玲
出版发行：安徽科学技术出版社　　http://www.ahstp.net
　　　　（合肥市政务文化新区翡翠路1118号出版传媒广场，邮编：230071）
　　　　电话：（0551）63533330
印　　制：北京一鑫印务有限责任公司　　　　电话：（010）61424266
（如发现印装质量问题，影响阅读，请与印刷厂商联系调换）

---

开本：720×1016　1/24　　印张：6　　字数：150千
版次：2015年1月第1版　　2025年6月第2次印刷

---

ISBN 978-7-5337-6504-0　　　　定价：59.00元

**版权所有　　侵权必究**

# 前言 PREFACE

世界卫生组织（WHO）对新世纪"健康"的定义是：健康不仅仅是指没有疾病或者不虚弱，而是身体上、心理上、社会适应上的完好状态。其中社会适应性取决于身体和心理的素质状况，而身体健康又是心理健康的物质基础。总而言之，良好的身体状况有利于维持良好的情绪状态，保证心理健康和良好的社会适应性。

然而，随着经济的发展，人们生活水平提高的同时，生活节奏也越来越快，更多的人也出现了亚健康状态，表现为容易便秘、失眠、疲劳、颈肩腰腿痛等，这些大多是由于不良的饮食和生活习惯引起。人一旦长期处于亚健康状态，很容易导致一系列慢性疾病，如肠胃病、肝病、肾病等。另外，由于西方生活方式的引入，高蛋白质、高嘌呤食物的摄入增加，引起肥胖、高血压、高脂血症、糖尿病、痛风等病症的增多，严重影响人们的身心健康。

人们对健康的关注度逐渐升高，其实很多时候，保持良好的生活方式和饮食习惯，就能有效地调理并缓解各种病症。本套"时代新健康系列"丛书，秉承"新健康"的理念，以帮助人们调理亚健康状态、缓解各种疾病症状为目的，为读者提供各类病症的"自我调养"方式，为健康加分。

办公室一族，因长期久坐、伏案工作，工作压力大又缺乏锻炼，容易出现失眠、便秘、疲劳等亚健康症状，颈椎、腰椎也出现多种不适，严重威胁身心健康。《便秘的自我调养》《失眠的自我调养》分别为读者介绍了相应的基础知识、宜吃食物、忌吃食物、调养食谱、穴位疗法等,轻松解除便秘和失眠的痛苦;《职场疲劳的自我调养》《颈肩腰腿痛的自我调养》则从各个角度对职场各类疾病进行了深度剖析,并从食疗和穴位疗法方面全面调理各种亚健康症状,还办公室一族一个健康的身体,保证正常的生活和工作状态。

从调理常见疾病入手,《肠胃病的自我调养》《肾病的自我调养》《肝病的自我调养》《男科病的自我调养》《妇科病的自我调养》则有针对性地为患者提供可行的饮食疗法、穴位疗法、运动疗法等,让患者从多方面收获健康。

"三高"、痛风等病症通常被称为"慢性杀手",而饮食疗法对其的预防和控制有积极作用。《高血压的自我调养》《痛风的自我调养》《糖尿病的自我调养》《高脂血症的自我调养》精心选取对症的调养食材,为患者提供实用的饮食原则和调理食谱,配合运动、穴位调养法,达到控制病情及有效预防并发症的目的。

儿童是祖国的花朵,是未来的希望,但是一些常见病也会困扰着稚嫩的他们,作为家长,拥有一本《儿童常见病的自我调养》是很有必要的,书中提供了针对儿童各种常见病的饮食和生活调养法,为孩子扫去"阴霾",还孩子成长健康成长的天空。

疾病本身并不可怕,可怕的是对疾病的误解和不正确的调养方式。本套丛书所列出的调养方式,并不能代替常规医疗,如果患者病情严重,应积极就医,以免延误病情。愿本套"时代新健康系列"丛书所传达的新健康理念,为读者的身心健康带来帮助。

# 目录 CONTENTS

## Part 1 女性生理结构与功能常识

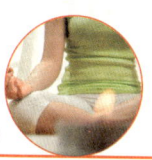
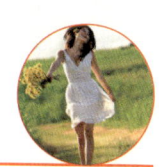

女性一生各阶段的生理特点 …… 002
新生儿期 …… 002
幼儿期 …… 002
青春期 …… 003
性成熟期 …… 003
绝经过渡期（更年期） …… 004
绝经后期（老年期） …… 004
了解女性生理结构与功能 …… 005
女性外阴的结构与功能 …… 005
女性子宫的结构与功能 …… 006
女性卵巢的结构与功能 …… 006
女性输卵管的结构与功能 …… 006
女性乳房的结构与功能 …… 007
女性阴道的结构与功能 …… 007
女性主要的生理特点 …… 008
月经的生理特点 …… 008
带下的生理特点 …… 011
妊娠的生理特点 …… 012
产褥的生理特点 …… 014

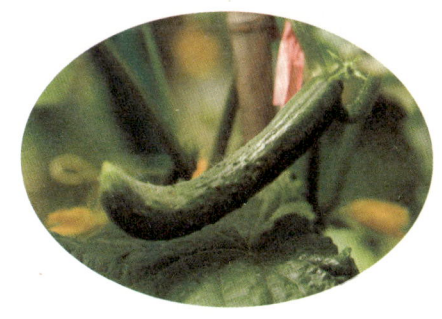

# Part 2 女性常见妇科病的饮食调养

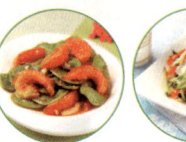
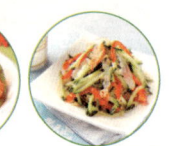

宫颈炎 ………………………………… 018
冬瓜绿豆粥 …………………………… 019
上海青扒鲜蘑 ………………………… 019
宫颈糜烂 ……………………………… 020
西红柿炒扁豆 ………………………… 021
芦笋腰果炒墨鱼 ……………………… 021
子宫内膜炎 …………………………… 022
茭白木耳炒鸭蛋 ……………………… 023
菊花茶 ………………………………… 023
子宫内膜异位症 ……………………… 024
油焖茭白茶树菇 ……………………… 025
西红柿柚子汁 ………………………… 025
子宫肌瘤 ……………………………… 026
海带丝山药荞麦面 …………………… 027
生地桃仁红花炖瘦肉 ………………… 027
黄瓜拌海蜇 …………………………… 028
菠菜豆腐汤 …………………………… 028
甘蔗雪梨糖水 ………………………… 029

生地茅根猪腱汤 ……………………… 029
子宫脱垂 ……………………………… 030
黄芪山药党参粥 ……………………… 031
柠檬胡椒牛肉 ………………………… 031
子宫内膜癌 …………………………… 032
红枣山药乌鸡汤 ……………………… 033
苦瓜薏米排骨汤 ……………………… 033
子宫囊肿 ……………………………… 034
虾菇青菜 ……………………………… 035
蛤蜊豆腐炖海带 ……………………… 035
宫颈癌 ………………………………… 036
槐花粥 ………………………………… 037
西蓝花炒双耳 ………………………… 037
荷兰豆炒香菇 ………………………… 038
人参核桃甲鱼汤 ……………………… 038
山楂薏米水 …………………………… 039
萝卜莲藕汁 …………………………… 039
外阴瘙痒 ……………………………… 040

| | |
|---|---|
| 鸡汤肉丸炖白菜 | 041 |
| 紫菜南瓜汤 | 041 |

### 细菌性阴道炎 …… 042
马齿苋炒黄豆芽 …… 043
鱼腥草红枣茶 …… 043

### 老年性阴道炎 …… 044
枸杞百合豆浆 …… 045
核桃豆浆 …… 045

### 卵巢早衰 …… 046
黑豆黑芝麻豆浆 …… 047
鱼鳔豆腐汤 …… 047

### 卵巢囊肿 …… 048
白菜炒菌菇 …… 049
蒲公英薏米粥 …… 049

### 卵巢癌 …… 050
佛手瓜炒虾米 …… 051
草菇丝瓜炒虾球 …… 051

### 附件炎 …… 052
茅根红豆粥 …… 053
西芹黄花菜炒肉丝 …… 053

### 盆腔炎 …… 054
梅汁苦瓜 …… 055
冬瓜银耳莲子汤 …… 055

### 白带过多 …… 056
薏米山药饭 …… 057
淮山莲子茯苓糊 …… 057
芥蓝炒冬瓜 …… 058
黄花菜鲫鱼汤 …… 058
山药甲鱼汤 …… 059
白果覆盆子猪肚汤 …… 059

### 月经先期 …… 060
丝瓜绿豆粥 …… 061
莲藕红豆瘦肉汤 …… 061
枸杞青蒿甲鱼汤 …… 062
莲子核桃桂圆粥 …… 062
淡菜何首乌乌鸡汤 …… 063
当归鳗鱼汤 …… 063

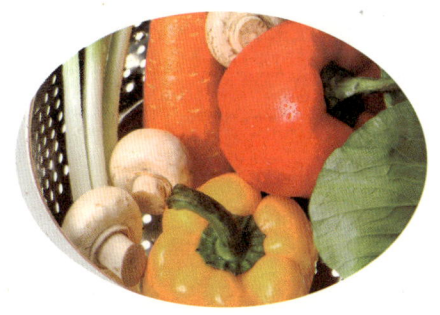

**月经后期** ……………………………064
当归益母草鸡蛋汤 ………………065
芡实莲子煲猪心 …………………065
洋葱排骨煲 ………………………066
芸豆平菇牛肉汤 …………………066
山药羊肉汤 ………………………067
玫瑰汤圆 …………………………067
**月经先后不定期** …………………068
桑葚黑豆黑米粥 …………………069
佛手郁金炖乳鸽 …………………069
**月经过多** …………………………070
桂圆阿胶红枣粥 …………………071
红烧牛肚 …………………………071
木耳炒百合 ………………………072
海藻绿豆粥 ………………………072
益母草瘦肉红米粥 ………………073
百合葡萄糖水 ……………………073
**月经过少** …………………………074
阿胶牛肉汤 ………………………075
莲藕猪心煲莲子 …………………075
黄豆芽猪血汤 ……………………076
生地炖乌鸡 ………………………076
茯苓枸杞山药粥 …………………077

薏米荷叶山楂茶 …………………077
**经期延长** …………………………078
马齿苋生姜肉片粥 ………………079
香菇肉末蒸鸭蛋 …………………079
**经间期出血** ………………………080
茯苓绿豆薏米粥 …………………081
黑豆花生牛奶 ……………………081
**经前期综合征** ……………………082
玫瑰薏米粥 ………………………083
玫瑰益母草调经茶 ………………083
**痛经** ………………………………084
猪血韭菜粥 ………………………085
桂圆红枣银耳羹 …………………085
**闭经** ………………………………086
罐焖牛肉 …………………………087
牛奶蛋黄粥 ………………………087
牡蛎茼蒿炖豆腐 …………………088
红枣猪肝冬菇汤 …………………088
菠菜干贝脊骨汤 …………………089
甜橙果蔬沙拉 ……………………089
**先兆流产** …………………………090
枸杞拌菠菜 ………………………091
猴头菇鲜虾烧豆腐 ………………091

| | |
|---|---|
| 莲子花生豆浆 …… 092 | 鲜虾木耳芹菜粥 …… 101 |
| 奶香红豆燕麦饭 …… 092 | 蜜柚苹果猕猴桃沙拉 …… 101 |
| 香菇扒生菜 …… 093 | **宫颈性不孕** …… 102 |
| 蒸鱼片 …… 093 | 素炒藕片 …… 103 |
| **自然流产** …… 094 | 西瓜翠衣冬瓜汤 …… 103 |
| 鲜菇烩鸽蛋 …… 095 | **内分泌性不孕** …… 104 |
| 瘦肉莲子汤 …… 095 | 香附泥鳅豆腐汤 …… 105 |
| **习惯性流产** …… 096 | 百合银耳黑豆浆 …… 105 |
| 桂圆红枣山药汤 …… 097 | **子宫性不孕** …… 106 |
| 菌菇扒菜心 …… 097 | 鹌鹑蛋烧板栗 …… 107 |
| **人工流产** …… 098 | 松仁炒羊肉 …… 107 |
| 豉油蒸鲤鱼 …… 099 | 黑豆乌鸡汤 …… 108 |
| 莲子枸杞花生红枣汤 …… 099 | 虫草党参鸽子汤 …… 108 |
| **宫外孕** …… 100 | |

## Part 3 喝对花草茶，调理妇科病

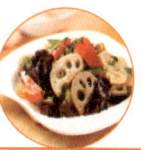
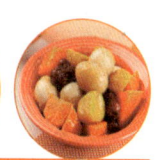

| | |
|---|---|
| 蒲公英金银花茶 …… 110 | 鱼腥草山楂饮 …… 111 |
| 蜂蜜大黄茶 …… 110 | 荷叶薏米茶 …… 112 |
| 淡竹叶茅根茶 …… 111 | 甘草大枣茶 …… 112 |

| | |
|---|---|
| 玫瑰益母草调经茶 …… 113 | 黄芪红枣茶 …… 116 |
| 党参菊花枸杞茶 …… 113 | 桂圆红枣奶茶 …… 116 |
| 迷迭香玫瑰茶 …… 114 | 红枣桂圆茶 …… 117 |
| 养血柔肝茶 …… 114 | 生地莲子饮 …… 117 |
| 茉香玫瑰茶 …… 115 | 通草车前子茶 …… 118 |
| 姜汁红茶 …… 115 | 柠檬蜂蜜绿茶 …… 118 |

# Part 4 特效穴位疗法调理妇科病

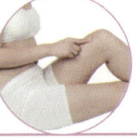
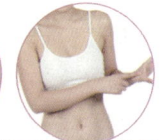

| | |
|---|---|
| 按摩血海穴 …… 120 | 艾灸水道穴 …… 129 |
| 按摩阴廉穴 …… 121 | 艾灸子宫穴 …… 130 |
| 按摩太冲穴 …… 122 | 艾灸关元穴 …… 131 |
| 按摩三阴交穴 …… 123 | 艾灸归来穴 …… 132 |
| 按摩交信穴 …… 124 | 艾灸中极穴 …… 132 |
| 按摩涌泉穴 …… 125 | 刮痧足三里穴 …… 133 |
| 按摩合谷穴 …… 126 | 刮痧太溪穴 …… 133 |
| 按摩阴谷穴 …… 127 | 拔罐肝俞穴 …… 134 |
| 艾灸气海穴 …… 128 | 拔罐肾俞穴 …… 134 |

## part 1 女性生理结构与功能常识

女性担负着妊娠、分娩和喂哺婴儿等复杂的生育任务,因此女性的生殖系统在构造和生理上都比男性的复杂得多。女性生殖系统包括阴阜、阴唇、阴蒂、处女膜、阴道口等外露的部分和藏在腹腔下端的子宫、输卵管、卵巢和阴道等内在部分,这些生理结构有着各自的特点及功能。

本章分为三节,第一节介绍了女性一生各阶段的生理特点,第二节介绍了女性的生理结构及其功能,第三节介绍了女性月经、带下、妊娠、产褥四种生理现象及身体变化。希望本章内容可以帮助女性朋友进一步了解自己的身体,从而更好地呵护自己。

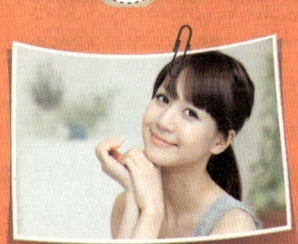
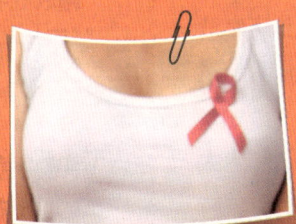
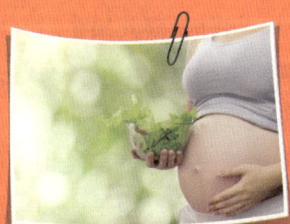

# 女性一生各阶段的生理特点

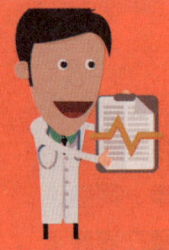

女性的一生根据其生理特点可分为新生儿期、幼年期、青春期、性成熟期、更年期和老年期6个阶段,本节让我们来了解一下各个阶段的生理特点。

## 新生儿期

从出生到4周之内称为新生儿期。其中,女性新生儿由于受到胎盘以及母体性腺所产生的激素影响,其外阴较为丰满,而且其子宫、卵巢也有一定程度的发育,乳房会略微隆起,个别婴儿还会有乳液分泌现象。另外,婴儿出生后,由于其血液中的激素水平迅速下降,有时会出现少量的阴道流血现象。

一般来说,这些都是正常现象,绝大多数会很快消失。但是,如果这些现象持续或者加重,就要引起家长的注意,要及时送医院治疗。

## 幼儿期

从新生儿期到12岁左右为幼儿期。这一时期的女孩儿体格虽快速增长,但生殖器官却发育缓慢,生理学上称为幼稚型。特点是阴道狭窄,上皮薄,无皱襞,细胞内缺乏糖原、酸度低、抗感染能力强。子宫颈比子宫体长,占子宫全长的2/3,卵巢狭长,卵泡不发育。

从7岁起,内分泌腺就开始活动,逐渐出现了一些女性特征,如骨盆逐渐变得宽大,髋、胸及耻骨等处的皮下脂肪逐渐增多等。到10岁左右的时候,卵巢中开始有少数卵泡发育,但大多达不到成熟程度。11~12岁时,第二性征开始出现。

## 青春期

女性从月经来潮至生殖器官发育成熟，一般在12~18岁。此期间全身及生殖器官迅速发育，性功能日趋成熟，第二性征明显。丘脑下部和垂体的促性腺激素分泌增加，作用增强。卵巢增大，卵泡细胞反应性提高，进一步发育并产生性激素。在性激素的作用下，内外生殖器官发育增大，阴阜隆起，大阴唇变肥厚，小阴唇变大且有色素沉着；阴道的长度及宽度增加，阴道黏膜变厚，出现皱襞，上皮细胞内有糖原，子宫体增大，为宫颈长度的2倍；输卵管增粗。

12~13岁的女孩开始出现月经，第一次行经称为"初潮"。由于卵巢功能尚不稳定，所以月经不规律。初潮后一般要隔数月、半年或更长时间再来月经，一般在两年左右会逐渐规律。青春期的女性要注意观察白带变化，正常的白带呈白色稀糊状，无气味，量不多。如果发现白带颜色变成黄色，或是性状像白乳酪一样，而且白带量多，像月经来潮一样流出，伴有色、质或气味方面的改变，一定要及时去医院做检查。

## 性成熟期

女性卵巢功能成熟（性激素周期性分泌及排卵）时期称为性成熟期，又称生育期。此阶段一般自18岁左右开始，历时约30年，是女性生育功能最为旺盛的时期，生殖器官在卵巢分泌的性激素作用下会

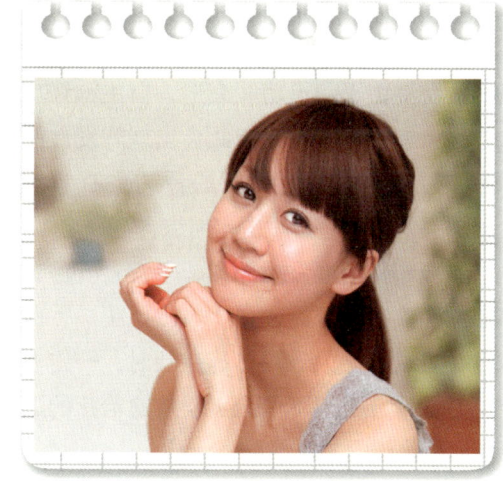

发生周期性变化。有许多女性习惯使用护垫，以为这样有助于阴部环境清洁，其实这种想法是错误的。长期使用护垫，容易使阴部透气不良而易致感染，因此，通常情况下最好不用护垫。

## 绝经过渡期（更年期）

这一阶段是女性由成熟期进入老年的一个过渡时期，一般在45~55岁。这一阶段女性卵巢功能由活跃状态转入衰退状态，排卵渐渐不规律，直到不再排卵。月经渐趋不规律，最后完全停止。更年期内多数女性由于卵巢功能衰退，自主神经功能调节亦受到影响，因此会出现阵发性面部潮红、情绪易激动、心悸与失眠等症状，医学上称之为"更年期综合征"。

更年期容易发生卵巢、子宫、乳房等部位的疾病，因此，当身体出现腰痛、腹痛、头晕、乏力、潮热等症状时，一定要及时就诊，否则不仅会延误疾病治疗的最佳时机，也会将小病拖成大病。

## 绝经后期（老年期）

老年期一般是指女性60岁以后的时期。女性进入这一时期，机体所有内分泌功能渐渐低落，卵巢功能进入衰老阶段。除整个机体发生衰老改变外，生殖器官亦逐渐萎缩。卵巢缩小变硬，表面光滑；子宫及宫颈萎缩；阴道逐渐缩小，穹隆变窄，黏膜变薄、无弹性；阴唇皮下脂肪减少，阴道上皮萎缩，糖原消失，分泌物减少，呈碱性，易感染或发生老年性阴道炎。

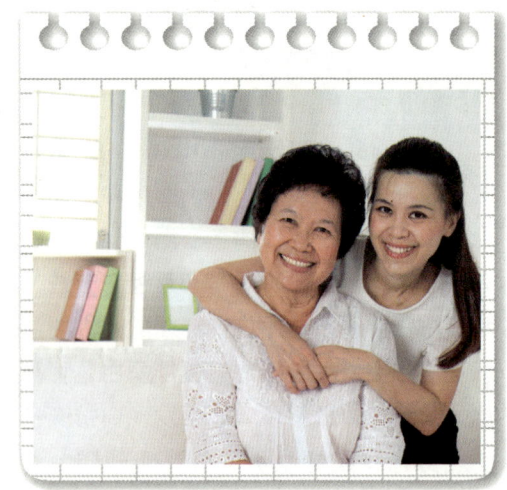

# 了解女性生理结构与功能

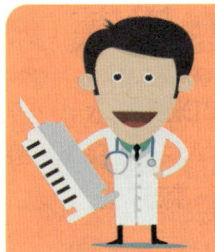

女性的生理结构可分为外阴、子宫、卵巢、乳房、输卵管及阴道。本节我们将为您详细介绍各个生理结构的特点及其独特的功能,以便帮助您更好地了解自己的身体。

## 女性外阴的结构与功能

女性的外生殖器也称外阴,是指生殖器官的外露部分,由阴阜、大阴唇、小阴唇、阴蒂、阴道前庭、前庭大腺、尿道口和阴道口组成。

**阴阜**:位于耻骨联合前方。进入青春期后,该处皮肤表面开始长阴毛,其分布呈尖端向下的倒三角形。

**大阴唇**:为外阴两侧、靠近两股内侧的一对长圆形隆起的皮肤皱襞。大阴唇含丰富的脂肪、血管、淋巴和神经组织,受伤后容易形成血肿。女性的两侧大阴唇自然合拢,遮盖阴道口及尿道外口,有预防逆行性感染的作用。

**小阴唇**:为一对较薄的黏膜皱襞,在大阴唇内侧,表面湿润。小阴唇黏膜下有丰富的神经分布,是女性性刺激敏感区。

**阴蒂**:位于两侧小阴唇之间顶端的联合处,因含有丰富的静脉丛及神经末梢,所以是女性性刺激最敏感的部位。

**阴道前庭**:指两侧小阴唇之间的狭长区域。前庭的上方部为阴道口。此区域内还有前庭球和前庭大腺。

**处女膜**:为在小阴唇内侧环绕阴道口的黏膜组织。处女膜中央有一裂孔,经血即由此流出。

**前庭大腺**:也称为巴氏腺,为两个黄豆大小的腺体,位于阴道口两侧,在性兴奋时会分泌黄白色黏液,润滑阴道口。

## 女性子宫的结构与功能

子宫位于盆腔的中央,是中空的肌性器官。子宫上部2/3较宽阔的部分为子宫体,子宫体的顶部为子宫底;子宫下部1/3为狭窄、呈圆柱形的子宫颈。官颈呈倒置、前后略扁的梨形,深约6厘米,上方两角为子宫角,通向输卵管。子宫是产生月经和孕育胎儿的器官。子宫由于所处的位置比较特殊,容易因病菌感染、异常变化而引起许多疾病,如宫颈炎、宫颈糜烂、子宫肌瘤等,所以女性要定期做妇科检查,一旦发现异常就要及时治疗。

## 女性卵巢的结构与功能

卵巢位于子宫的两旁,在输卵管的后下方,左、右两侧各一个。卵巢呈扁椭圆状。青春期前,卵巢表面光滑;青春期开始排卵后,卵巢表面逐渐凹凸不平。成年女子的卵巢大小约4厘米×3厘米×1厘米,重5~6克,呈灰白色,组织柔软。在绝经期后,卵巢会萎缩变小、变硬。卵巢是女性生殖器官最重要的部分,为女性的性腺,其功能是产生成熟的卵子和分泌女性激素,从而使女性具备正常的生理特性和生育能力。但是如果卵巢一旦发病,就会影响生育,因此,女性要好好爱护自己的卵巢。

## 女性输卵管的结构与功能

输卵管位于子宫底两侧,为一对细长而弯曲的管道,长8~14厘米。输卵管由内向外分为四部分:间质部,为通过子宫肌壁的部分,长约1厘米;峡部,为紧连子宫角的较狭窄部分;壶腹部,为外侧较宽大部分;伞端或漏斗部,为输卵管末端,游离端有很多细伞。伴随着月经周期的变化,输卵管的肌肉组织会有节奏地收缩。这种收缩运动在排卵期最强,而在妊娠期最弱。卵子与精子在输卵管相遇,受精后的孕卵会由输卵管向子宫腔运行。

输卵管和卵巢被称为子宫附件,生活中许多不良习惯会引发附件炎。如长期坐着，缺乏运动，使血液循环减慢，导致身体内静脉回流受阻，久而久之就容易引起附件炎，还可能引起其他的妇科疾病。另外，性生活过早、过频，不注意经期卫生，裤子不透气等都会导致附件炎，女性朋友要多加注意。

## 女性乳房的结构与功能

乳房由腺体、导管、脂肪组织和纤维组织等构成。乳房腺体由15~20个腺叶组成，每一腺叶分成若干个腺小叶，每一腺小叶又由10~100个腺泡组成。腺泡的开口与小乳管相连。多个小乳管汇集成小叶间乳管，多个小叶间乳管进一步汇集成一根整个腺叶的乳腺导管，又名输乳管。

输乳管后端膨大为壶腹，称为输乳管窦，能储存乳汁。乳房内的脂肪组织呈囊状包于乳腺周围，这层囊状的脂肪组织称为脂肪囊。哺乳是乳房最基本的生理功能，乳房也是女性第二性征的重要标志。但如果平时不多加关爱乳房，也会有患

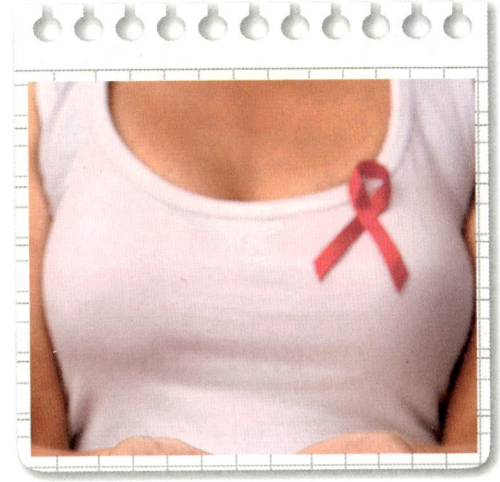

病的烦恼，如患上乳腺炎、乳腺增生等疾病，严重的甚至引发乳腺癌。因此，女性应时常关爱乳房的健康。

## 女性阴道的结构与功能

女性的阴道是连通内、外生殖器，月经血排出与胎儿娩出的通道。四周为粉红色的阴道黏膜，阴道壁上有许多横纹皱襞，由黏膜、肌层、纤维层构成，具有较大的伸展性。

# 女性主要的生理特点

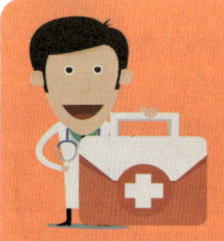

女性在生理上有月经、带下、妊娠及产褥等,这些与男性的不同点便构成了女性的生理特点。本节将为您详细介绍月经、妊娠及产褥的生理现象及女性身体所发生的一些变化。

## 月经的生理特点

健康女子一般到14岁左右月经开始来潮。《素问·上古天真论》说:女子"二七而天癸至,任脉通,太冲脉盛,月事以时下,故有子。"月经第一次来潮,称为初潮,月经初潮是女子逐渐发育成熟并初步具有生育能力的标志。初潮年龄可因地域、气候、营养、遗传等因素的影响而略有差异,多数在13~15岁,可以早至11~12岁,或迟至16岁。月经的规律性和周期性表现为月经的正常周期、经期、经量、经色和经质。月经周期具有明显的月节律,一般为28~30天。以月经出血的第1天为周期的开始,两次月经第1天的间隔时间为一个周期。月经周期的长短因人而异,但应有规律性。一般而言,如以30天为一个标准月经周期,提前或延后不超过7天者仍可算正常范围。在月经初潮

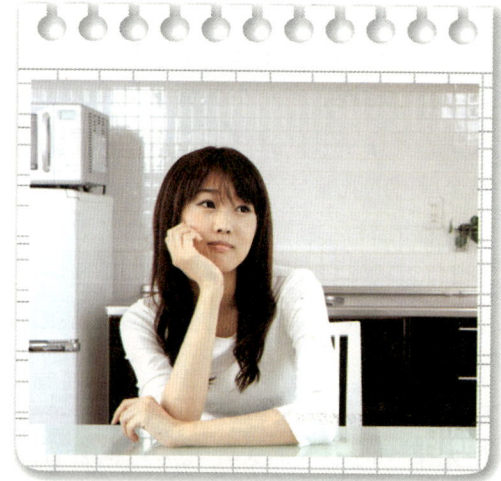

后1～2年,部分女子月经尚无明显规律,或提前,或推后,甚或停闭数月,这是生殖器发育尚未完善之故,如无经量过多、经期延长或其他不适,一般不必用药,待身体发育成熟后可逐渐形成正常的月经周期。

每次月经的持续时间称为"经期",正常为2～7天,多数为3～5天。一般在经期第2～3天流血较多。每次月经流血的总量称为"经量",正常为30～80毫升,具有个体差异。由于经量难以准确测量,一般以月经垫或卫生巾的用量粗略估计。经色呈暗红,初时较浅,量多时经色较鲜,将净时渐淡。经质稀稠适中,不凝固,无血块,无臭气。经期一般无特殊症状。部分女性在经前或经期可出现轻微的小腹胀、腰酸、乳胀或情绪不稳定,经后自然缓解,一般不影响其生活、学习和工作。如果经血稀薄如水,稍微有点粉红色,或乌黑发紫,就不正常了。如果经血中有凝块,也不正常。一旦发现经色异常,应及时去医院治疗。

女性一生中有月经来潮的时间大约35年,一般到49岁左右月经便停止来潮,以最后一次月经为标志,停经1年以上称为"绝经"或"经断",绝经后不再具备生育能力。绝经年龄在44～54岁,受遗传、体质、营养等因素的影响,也可早至40岁或晚至55岁绝经。

生育年龄的妇女除了妊娠期间月经停闭不潮外,多数哺乳期妇女亦无月经来潮,属于生理性停经。个别妇女身体无特殊不适而定期两个月来潮一次者,古人

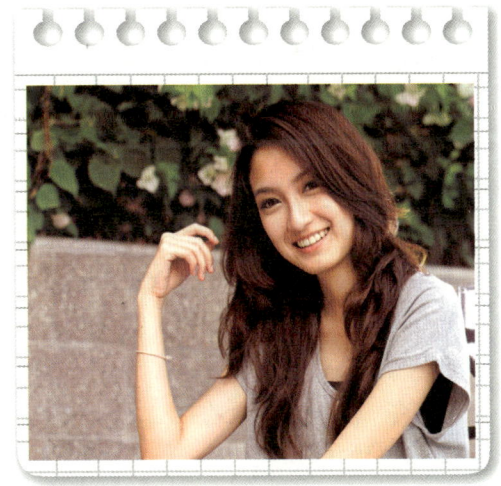

称为"并月";三个月一潮者称为"居经",亦名"季经";一年一行者称为"避年";终生不潮而能受孕者称为"暗经";妊娠早期仍按周期有少量阴道流血,但无损于胎儿者,称为"激经"。

有许多女性常常埋怨,说来月经有很多的不方便,且每次都失那么多的血,担心会贫血。其实,月经的好处也很多,月经引起机体经常性地失血与造血,使女性的循环系统和造血系统得到了一种男性所没有的"锻炼",它使女性比男性更能经得起意外失血的打击,能够较快制造出新的血液以补足所失血液。实践证明,体重、健康状况相同的男、女,因意外失去相同比例的血,男性会因此而致死,而女性则有抢救成功和最终康复的可能。

另外,有一种称为血色素沉着症的遗传性疾病,容易引起患者铁元素代谢失调,身体内会积聚过多的铁;铁过量会缓慢地导致皮肤、心脏、肝、关节、胰岛等处的病变。治疗铁过量的方法之一是定期排放一定量的血液。

血色素沉着症引起的器质性损害在女性身上出现的机会大大小于男性,甚至几乎不发生,月经的作用——周期性的失血正好消耗掉了过量的铁。根据月经还可推算预产期,对孕期保健和孕期心理都是非常有益的。

这里需要提醒广大女性的是,月经期间千万不能过性生活。月经期子宫内膜脱落,子宫腔表面形成创面,过性生活时容易将细菌带入,逆行而上进入子宫,从而引起宫腔内感染,发生附件炎、盆腔炎。

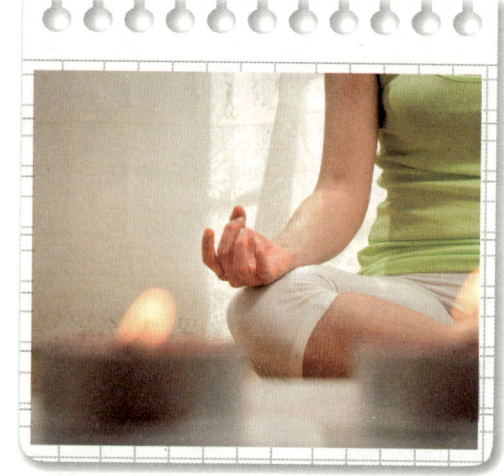

## 带下的生理特点

带下属津液,津液是机体一切正常水液的总称。津液广泛地存在于脏腑、形体、官窍等器官的组织之内和组织之间,起着滋润、濡养作用,也是维持人体生命活动的基本物质之一。津和液虽不尽相同,但津和液同源而互生,故常津、液并称。健康女性,润泽于阴户、阴道内的无色无臭、黏而不稠的液体,称为生理性带下。就生理性带下的性状和作用而言,属液为多,故又称"阴液"或"带液",以区别病理性带下。

带下有周期性月节律。随肾气和天癸的调节,带下呈现周期性的变化并与生殖有关。在月经前后、经间期,带下的量稍有增多。经间期带下质清,晶莹而透明,具韧性可拉长;其余时间略少。

带下量随妊娠期增多。妊娠后阴血下聚,使冲任、胞宫气血旺盛,故带液较未孕时略多。

带下滋润胞宫、阴道。带下生而即有,发育成熟后与月经同步有周期性月节律,经断后肾气渐虚,天癸将竭,带下亦明显减少,但不能断绝,若带下减少不能濡润阴道则阴中干涩,发为带下过少病症。故带下伴随女性一生,以滋润胞宫、阴道。

带下的产生是脏腑、津液、经络协调作用于胞宫的结果。

脏腑与带下。生理性带下的产生由肾精所化,禀肾气藏泄,布露于子宫,润泽于阴道;脾为气血津液生化之源,主运

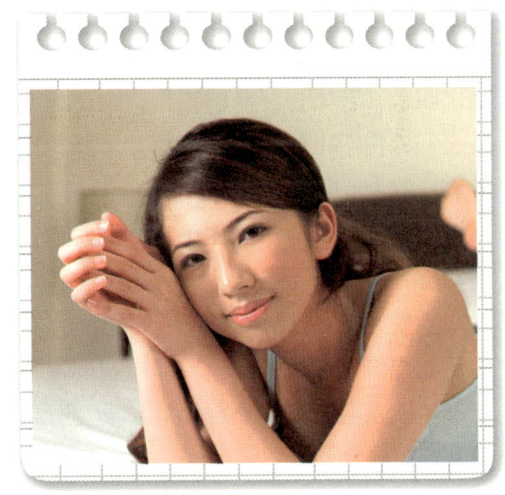

化,赖脾气之升清,将胃肠吸收的谷气和津液上输于肺,而后由肺宣发和肃降,使津液输布全身而灌溉脏腑、形体和诸窍,其泌布于胞宫、阴道者为生理性带下的组成部分。

津液与带下。《灵枢·五癃津液别》中说:"津液各走其道,……其流而不行者为液。"说明带下源于津液。

经络与带下。带下为阴液,而任脉为阴脉之海,主一身之阴液,任脉出胞中循阴器,任脉与带下的生理、病理直接相关。带脉环腰一周,约束诸经,与冲、任、督三脉纵横交错,络胞而过。任脉所司之阴液,若失去督脉的温化,则化为湿浊之邪,伤于带脉则为带下病。带脉约束带液,使带液的量泌之有常。

胞宫与带下。带下由胞宫渗润阴道,并能防御外邪入侵。

女性朋友需注意,若白带异常,有些泛黄或带血或呈黄绿色,即为病理性带下,可能是阴道炎的预警信号,要及时到医院治疗。

## 妊娠的生理特点

妊娠期亦称怀孕期,是胚胎和胎儿在母体内发育成熟的过程。在女性妊娠期间,身体许多方面,如代谢、消化系统、子宫颈、乳房、肾脏功能、体重会发生一系列的变化,需要时刻留意,以保证妈妈的身体健康与胎儿的生长发育。

**代谢变化:** 孕期母体的合成代谢活动在激素的影响下增强,基础代谢率也增加,对于各类营养素的需求增加,脂肪、

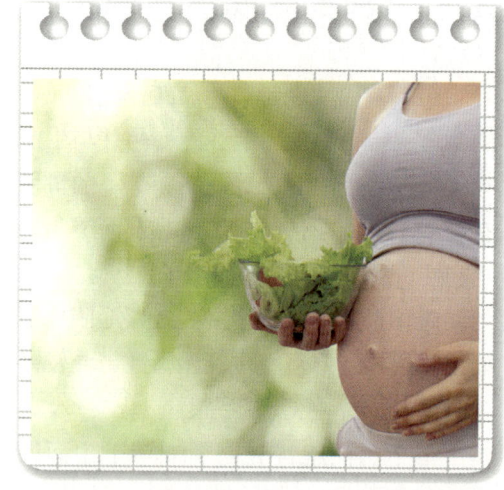

蛋白质的需要量都增加，除供给胎儿生长发育需要，还为分娩期的消耗做准备。

**消化系统变化**：激素变化导致平滑肌松弛、消化液分泌减少，胃肠道蠕动减慢，常伴有胃胀气和便秘。孕早期恶心、呕吐等妊娠反应会引起各种营养素吸收减少。

**子宫颈变化**：孕期子宫颈血管增多伴水肿，外观肥大呈紫蓝色。颈管腺体因受孕激素影响分泌增多，形成黏稠的黏液栓，有防止细菌侵入的作用。

**阴道变化**：妊娠时阴道黏膜着色、增厚、皱襞增多，结缔组织变松软，伸展性增加。阴道脱落细胞增多，分泌物增多成糊状。阴道上皮在大量雌、孕激素影响下，细胞内糖原积聚，经阴道杆菌分解成乳酸，使阴道内酸度增高，对防止细菌感染起重要作用。

**乳房变化**：妊娠早期乳房开始增大，充血明显。孕妇自觉乳房发胀，乳头增大变黑，易勃起。乳晕变黑，乳晕上的皮脂腺肥大形成散在的结节状小隆起，称蒙氏结节。胎盘分泌大量雌激素刺激乳腺腺管发育，分泌大量孕激素刺激乳腺腺泡发育。垂体生乳素、胎盘生乳素等多种激素参与乳腺发育，为泌乳作准备，妊娠末期，尤其在接近分娩期挤压乳房时，可有数滴稀薄黄色液体溢出，称初乳。正式分泌乳汁需在分娩后。随着孕期乳房的增大，一定要穿适宜的胸罩，经常用温和肥皂水擦洗乳晕和乳头皮肤，每次清洗时，注意轻轻将堵塞在乳头开口的硬颗粒清洗掉。清洗后，在乳头和乳晕皮肤上涂一层油脂，同时进行乳房按摩，可促使乳房皮肤逐渐坚韧，既可防止产后乳腺管开口

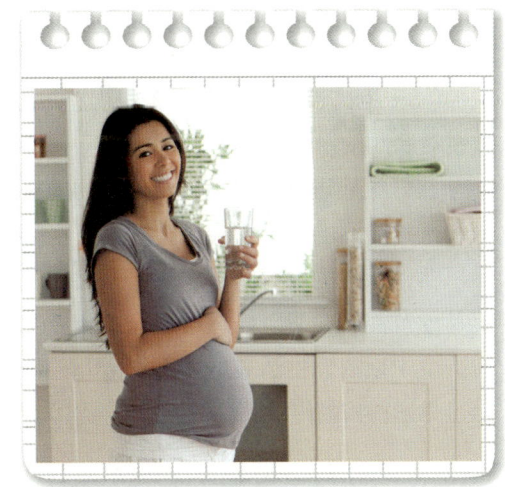

堵塞发生乳腺炎,也可预防乳头发生皲裂。

**肾脏功能变化:** 妊娠期需要排出母体自身和胎儿代谢的废物,肾的负担加重。肾血容量和肾小球滤过率增加,但肾小管的重吸收率没有明显增加,导致尿中葡萄糖、氨基酸、水溶性维生素排出增加。

**体重变化:** 不限制进食的健康初孕妇女体重增长的平均值为12.5千克,经产妇可能比该平均值低0.9千克。增加的体重,主要是母体的子宫、乳房及储备的脂肪和蛋白质的重量,以及发育中的胎儿。正常体重妇女每周增加0.4千克,体重较轻的妇女每周增加0.5千克,体重超重的妇女每周增加0.3千克比较合适。体重增加得过快或过慢对胎儿的发育都不利。

在妊娠期进行性生活,腹部受到的挤压和宫颈受到的刺激均会诱发宫缩,在怀孕早期,胎盘的附着尚不牢靠,宫缩非常容易导致流产,所以妊娠早期应禁止性生活。孕中期的性生活最好使用安全套,可以避免妇科病的传播。

## 产褥的生理特点

产褥期(传统的"坐月子"只是产褥期的前30天)是指胎儿、胎盘娩出后的产妇身体、生殖器官和心理方面调适复原的一段时间,需6~8周,也就是42~56天。产褥期母体各系统发生了一系列适应性的解剖和生理变化,包括子宫复旧、恶露、骨盆的变化、阴道的变化、腹部的变化、体重的变化等。熟悉这些变化的规律,给予合理科学的护理,能促进身体的康复,否

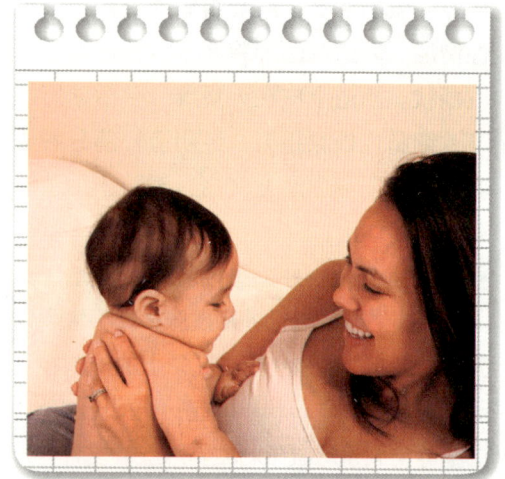

则可能会出现一些异常的情况。

**子宫复旧**：产后子宫体积逐渐变小，到4~6周时可以恢复到非妊娠时期的大小，这个过程医学上称为"子宫复旧"。正常情况下，产后第一天子宫底部在脐下两横指处，以后每天下降1~2厘米。到产后第7天，随子宫的缩小，其底部已在骨盆内而在腹部不能触及。直至产后6周，子宫可恢复到非妊娠时的大小。如若在此期间坚持进行母乳喂养，对子宫的复旧是很有帮助的。

**恶露**：随着子宫的复旧，子宫内坏死的蜕膜组织随同血液和黏液从阴道排出，医学上称之为"恶露"。产后的恶露可以持续3周左右，其量从多逐渐减少，颜色从鲜红色转变为暗红色最后为淡黄色或白色，没有臭味。一旦恶露呈鲜红色持续超过3周或者恶露数量增多，即为"产后恶露不绝"，那就要找医生诊治了。在产后适量喝点红糖水，不仅能够防御产后风寒，促进食欲，有利于子宫的收缩、复原，还能促进产后恶露排出。

**骨盆的变化**：骨盆主要的功能是支撑身体、保护子宫和膀胱，在怀孕期间也起到保护胚胎以及支撑扩大的子宫内的一些额外的液体的作用。分娩引起盆腔底部肌肉与筋膜过度扩张松弛而脆弱。产后尽快运动紧缩与放松这些肌肉，增强血液循环，可促进愈合过程，但骨盆肌肉和韧带过度扩张很少能恢复到妊娠前的状态。

**阴道的变化**：顺产产妇的外阴，因分娩压迫而产生水肿、疼痛，处女膜撕裂

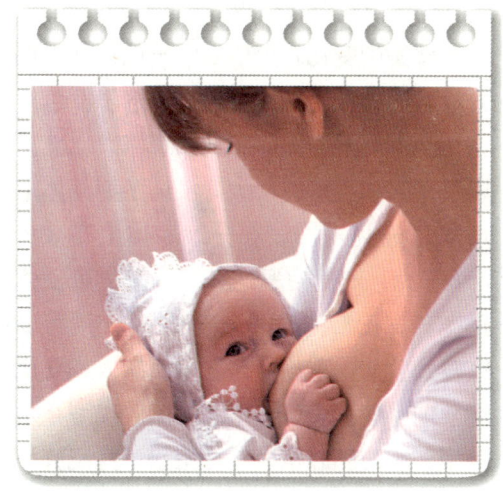

呈数个瓣状，疼痛和水肿一般在产后数月才逐渐恢复正常，但处女膜撕裂呈瓣状却不能恢复原形，而成为产妇的特征。阴道口不再被大阴唇覆盖，而是裸露在外阴部。产妇生产后阴道腔逐渐缩小，阴道壁肌张力逐渐恢复，如经过挤压撕裂，阴道组织受到损伤，其恢复需要更长的时间。另外，产后需要及时通过一些锻炼来加强会阴部肌肉弹性的恢复，使阴道紧实。阴道分娩后1周左右，阴道内恢复到原来宽度，已经有过分娩经历的，阴道则无法恢复，要比分娩前略宽些。

**体重的变化：**产后妇女一般都会出现分娩后的体重比未怀孕时重，这里面包括在怀孕期间增加的脂肪、组织液、血液，以及子宫和乳房的增大等。怀孕期间体重增加10千克左右，在分娩后体重要减少5~6千克，产褥期恶露、授乳等也可使体重减轻，正常情况下，一般在5~6周可以恢复到孕前体重，但是几乎所有人都要比怀孕前胖些。表现出不同的肥胖类型：水肿型、脂肪肥胖型、混合型、下身肥胖型和肌肉肥胖型。

**腹部的变化：**受妊娠期腹壁长期膨胀的影响，弹力纤维断裂，在产后表现为腹壁明显松弛，腹壁肌张力的恢复与产后腹肌锻炼、产次及营养有关。腹壁会出现妊娠纹，腹肌呈不同程度的分离。营养适当及产后运动适度可恢复或接近未孕前状态。

产褥期哺乳一般不超过一年，否则母乳的营养成分不但不能满足婴儿的生长需要，还会导致产妇的乳腺等生殖器官的过度萎缩，诱发急性乳腺炎。

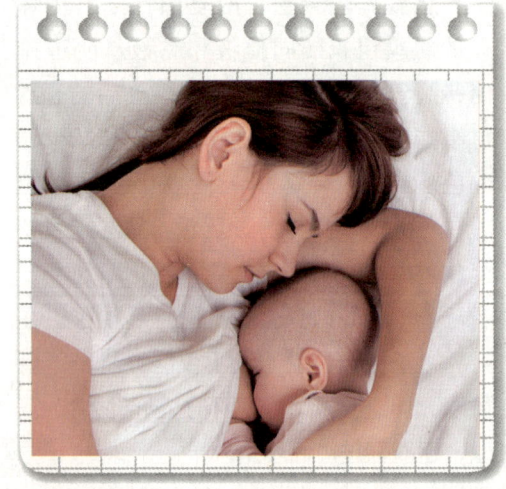

## part 2 女性常见妇科病的饮食调养

　　特殊的生理结构决定了女人就是一朵娇艳的鲜花，在吃、穿、住、用、行各方面，都需要特别留意，别给妇科病留下可乘之机。本章从四个不同方面介绍了女性常见的妇科病，每种疾病包括疾病简介、饮食建议、生活调理三方面内容，让读者朋友们对各种妇科病有一个初步的认识。每种疾病又着重介绍了对应的调理食谱，直观易学。

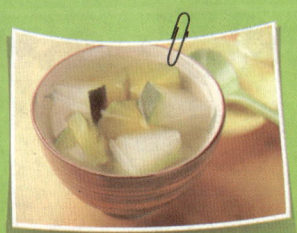 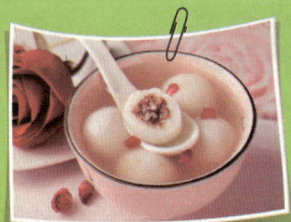 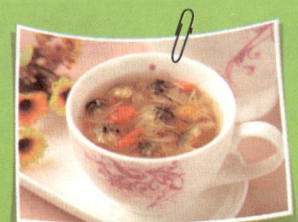

# 宫颈炎

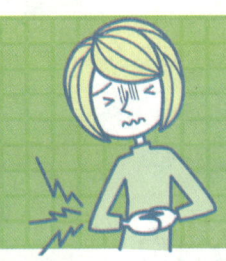

## 病症简介

宫颈炎是育龄妇女的常见病,有急性和慢性两种。急性宫颈炎常与急性子宫内膜炎或急性阴道炎同时存在,但以慢性宫颈炎多见。主要表现为白带增多,多为黏稠的黏液或脓性黏液,有时可有血丝。长期慢性机械性刺激宫颈炎发生的主要诱因。平时,女性应注意卫生,保持外阴清洁,防止病原菌侵入,特别是在经期、流产期及产褥期要特别注意。经期、产后应严禁性交、盆浴。避免房事过度,配偶要注意清除阴茎的包皮垢。此外,要保障情绪开朗,积极参加体育锻炼,注意营养均衡。

## 饮食建议

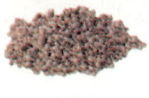  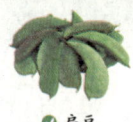 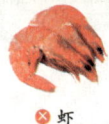 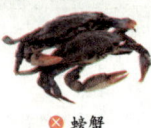 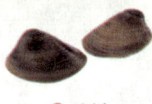

✓ 薏米　　✓ 绿豆　　✓ 扁豆　　✗ 虾　　✗ 螃蟹　　✗ 蛤蜊

1.饮食宜清淡,多吃具有清热利湿功效的食物。如薏米、绿豆、扁豆、鸭肉、白菜、芹菜、冬瓜、苦瓜、荷兰豆等。

2.忌海腥河鲜发物,如海鱼、螃蟹、虾、蛤蜊、毛蚶、牡蛎等水产品均为发物,不利于炎症消退;忌甜腻厚味食物,过于甜腻的食物,如糖果、奶油蛋糕、八宝饭、糯米糕团、猪油及肥猪肉、羊脂、蛋黄,这些食物有助湿的作用,会降低治疗效果,使病情迁延难愈。

## 冬瓜绿豆粥

**材料：** 冬瓜300克，水发绿豆90克，水发大米100克

**调料：** 冰糖20克

**做法**

① 洗净去皮的冬瓜切丁。② 砂锅中注水烧开，倒入洗净的大米搅匀，放入洗好的绿豆搅匀，烧开后用小火煮至熟。③ 放入冬瓜搅匀，用小火续煮至冬瓜熟烂，加入适量冰糖，煮至溶化即可。

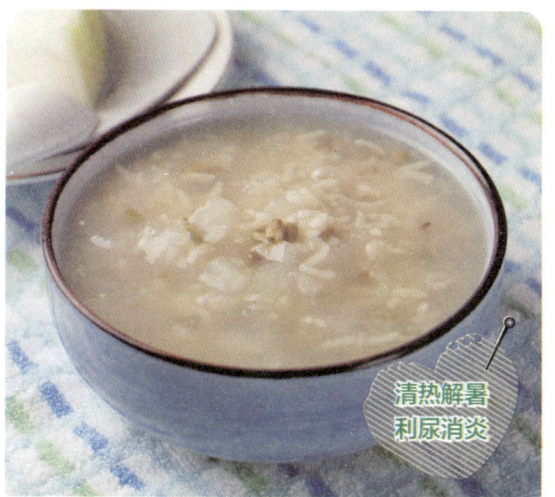

清热解暑 利尿消炎

## 上海青扒鲜蘑

**材料：** 上海青200克，口蘑60克

**调料：** 盐、鸡粉各2克，料酒8毫升，水淀粉、食用油各适量

**做法**

① 口蘑洗净、对半切开；上海青洗净、去除老叶，再对半切开。② 上海青、口蘑焯水后捞出。③ 用油起锅，倒入口蘑、料酒炒匀，注水，加盐、鸡粉调味，倒入水淀粉炒至入味，盛出倒在摆好上海青的盘中。

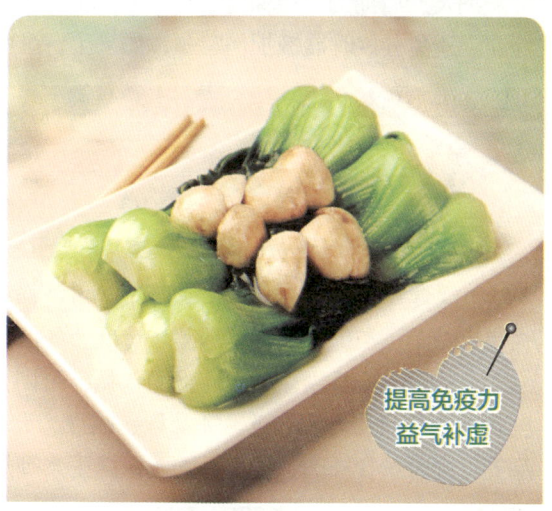

提高免疫力 益气补虚

# 宫颈糜烂

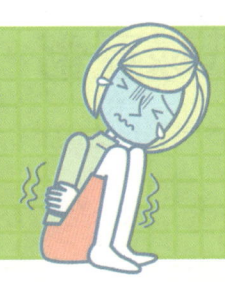

## 病症简介

宫颈糜烂多由细菌感染、宫颈损伤或盆腔充血等原因引起宫颈分泌物过多或经血量多，使子宫颈长期浸润在碱性分泌物或经血中而引发宫颈表面上皮细胞脱落，宫颈管内柱状上皮细胞向外突出，代替脱落的上皮，由于覆盖的新生上皮非常薄，甚至可以看到下方的血管和红色组织，看上去就像真正的腐烂，所以才称之为宫颈糜烂。女性应注意经期、妊娠期及产后期的卫生保健，保持外阴清洁，定期检查，做到早发现、早治疗，避免不洁性交，避免分娩时器械损伤宫颈，如果生育难度大，可以采取剖宫产。

## 饮食建议

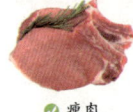  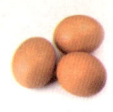 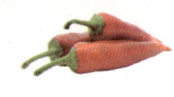 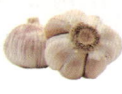 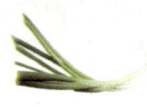

✓ 瘦肉　　✓ 鸡肉　　✓ 鸡蛋　　✗ 辣椒　　✗ 大蒜　　✗ 葱

1.饮食宜清淡，多吃水果和蔬菜，可选择瘦肉、鸡肉、鸡蛋、鹌鹑蛋、草鱼、甲鱼、白鱼、白菜、芦笋、芹菜、菠菜、黄瓜、冬瓜、香菇、豆腐等食物。

2.忌吃辛辣温热、刺激性强的食品，否则会加重盆腔充血、炎症，或造成子宫肌肉过度收缩，从而使症状加重。如辣椒、胡椒、大蒜、葱、姜、韭菜、鸡汤、榴梿及辛辣调味品等。同时禁食桂圆、红枣、阿胶、蜂王浆等热性、凝血性和含激素成分的食品。

## 西红柿炒扁豆

**材料**：西红柿90克，扁豆100克，蒜末、葱段各少许

**调料**：盐、鸡粉各2克，料酒4毫升，水淀粉、食用油各适量

**做法**

① 西红柿洗净切块。② 扁豆焯水后捞出。③ 用油起锅，放入蒜、葱爆香。倒入西红柿、扁豆翻炒，放入料酒、盐、鸡粉调味，大火收汁水，倒入水淀粉炒匀即成。

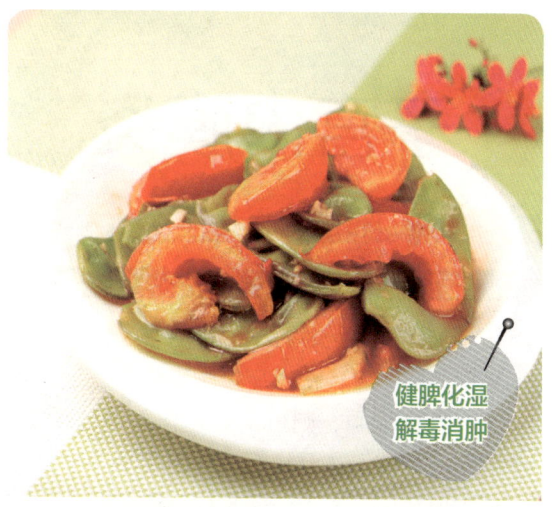

健脾化湿 解毒消肿

## 芦笋腰果炒墨鱼

**材料**：芦笋80克，腰果30克，墨鱼100克，彩椒50克，姜片、蒜末、葱段各少许

**调料**：盐4克，鸡粉3克，料酒8毫升，水淀粉6毫升，食用油适量

**做法**

① 食材洗净切好；墨鱼加调料腌渍入味。② 彩椒、芦笋焯水捞出；墨鱼汆水捞出。③ 用油起锅，腰果炸香捞出；锅中加入食材、调料炒匀盛出，撒腰果即可。

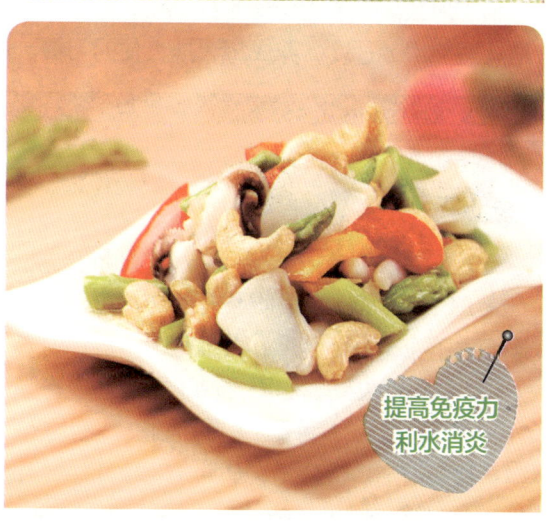

提高免疫力 利水消炎

# 子宫内膜炎

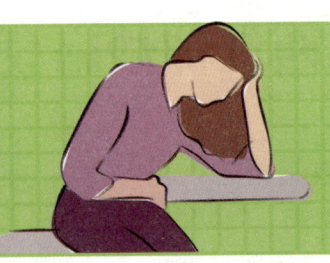

## 病症简介

子宫内膜炎是各种原因引起的子宫内膜结构发生炎性改变,宫腔有良好的引流条件及周期性内膜剥脱,使炎症极少有机会长期停留于子宫内膜,但如急性期炎症治疗不彻底,或常存在感染源,则可反复发作。慢性子宫内膜炎是导致流产的常见原因,主要表现为盆腔区域疼痛,在月经间歇期出现下腹部坠胀痛及腰骶部酸痛;白带增多是因内膜腺体分泌增加所致。一般为稀薄水样,淡黄色,有时为血性白带。平时应注意卫生,保持外阴清洁;避免房劳过度,养成每天排大便的习惯。保持心情愉快,学会自我调节。

## 饮食建议

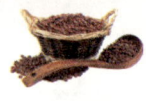 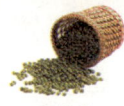 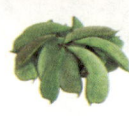 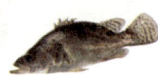 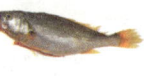 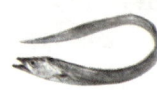

✅赤小豆　　✅绿豆　　✅扁豆　　❌鳜鱼　　❌黄鱼　　❌带鱼

1.饮食宜清淡,多吃具有清热消炎功效的食物,如赤小豆、绿豆、扁豆、鱼腥草、白菜、芹菜、冬瓜、苦瓜、黄瓜等。

2.忌海鲜发物、腥膻之品,如鳜鱼、黄鱼、带鱼、虾等水产品可助长湿热,食后能使外阴瘙痒加重,不利于炎症的消退;忌甜腻食物,如奶油、黄油、高脂牛奶、雪糕等,这些食物会增加白带分泌,从而加重瘙痒;忌热性食物,如桂圆、红枣、阿胶、蜂王浆等。

## 茭白木耳炒鸭蛋

**材料：** 茭白300克，鸭蛋2个，水发木耳40克，葱段少许

**调料：** 盐、鸡粉、水淀粉、食用油各适量

**做法**

① 洗好的木耳切块；洗净的茭白切片；鸭蛋打散。② 茭白、木耳焯水捞出；蛋液炒至七成熟盛出。③ 用油起锅，放入葱爆香。倒入茭白、木耳、鸭蛋翻炒，加盐、鸡粉、水淀粉炒匀盛出即可。

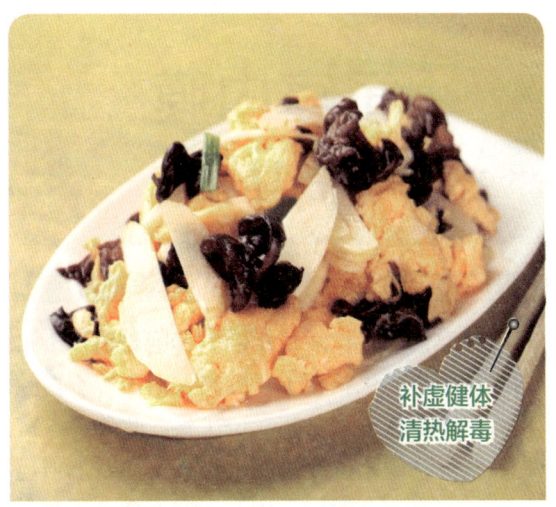

补虚健体 清热解毒

## 菊花茶

**材料：** 菊花4克，枸杞15克

**做法**

① 砂锅中注入适量清水烧开，倒入准备好的菊花、枸杞，盖上盖，烧开后用小火煮5分钟，至药材析出有效成分。② 揭开盖，略微搅动片刻，把煮好的药茶盛出，装入碗中即可。

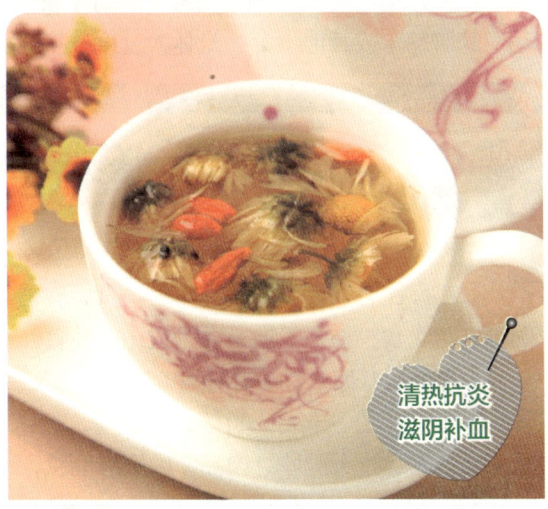

清热抗炎 滋阴补血

# 子宫内膜异位症

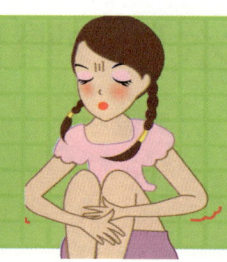

## 病症简介

子宫内膜异位症是指内膜细胞种植在不正常的位置而形成的一种女性常见妇科疾病。内膜细胞本该生长在子宫腔内,但由于子宫腔通过输卵管与盆腔相通,因此使得内膜细胞可经由输卵管进入盆腔异位生长。此外,子宫内膜异位症的发生还与机体的免疫功能、遗传因素、环境因素有关。平时,女性要加强运动,运动有助于治疗子宫内膜异位,有证据显示,经常运动的妇女相对而言不会有子宫内膜异位的情况发生。可以试试地板操伸展运动、骑脚踏车或其他不会让身体太过度推挤的活动。

## 饮食建议

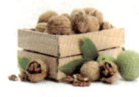 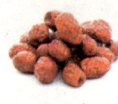 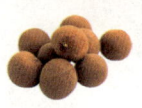 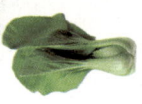 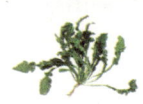 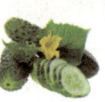

✅ 核桃　　　　✅ 大枣　　　　✅ 桂圆　　　　❌ 油菜　　　　❌ 荠菜　　　　❌ 黄瓜

1.宜将谷类、豆类、薯类作为主食,宜清淡疏利之品;多吃干果,如核桃、大枣、桂圆等,该类食物益气养血,尤为适用;多食补虚益气食品,可以助气行血,缓解疼痛。

2.忌一切寒凉食物,如田螺、蛤蚌、蟹、鳖。忌油菜、荠菜、苋菜、海带、黄瓜、丝瓜、冬瓜、茄子、韭白、竹笋、莲藕等,上述食物均属凉性,在月经前后少食为好,尤不可生食。忌食过于肥厚之肉品,因肥厚油腻,易于滞瘀。

## 调理食谱 油焖茭白茶树菇

**材料：** 茭白100克，茶树菇100克，芹菜80克，蒜末、姜片、葱段各少许

**调料：** 盐3克，鸡粉3克，料酒10毫升，蚝油8克，水淀粉5毫升，食用油适量

**做法**

①芹菜、茶树菇洗净切段；茭白去皮，洗净切块。②茭白、茶树菇焯水捞出。③用油起锅，放入配料爆香，倒入食材、调料炒匀，淋入水淀粉勾芡，放葱段炒匀即可。

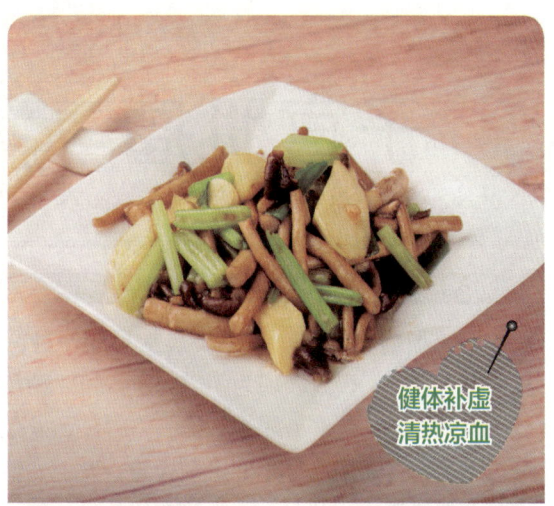

健体补虚 清热凉血

## 调理食谱 西红柿柚子汁

**材料：** 柚子肉80克，西红柿60克

**做法**

①西红柿焯水后捞出。②柚子肉去皮、核，果肉掰成块；西红柿去表皮，切块。③取榨汁机，选择搅拌刀座组合，倒入柚子、西红柿、矿泉水，通电后选择"榨汁"功能搅拌，榨出蔬果汁，装入杯中即可饮用。

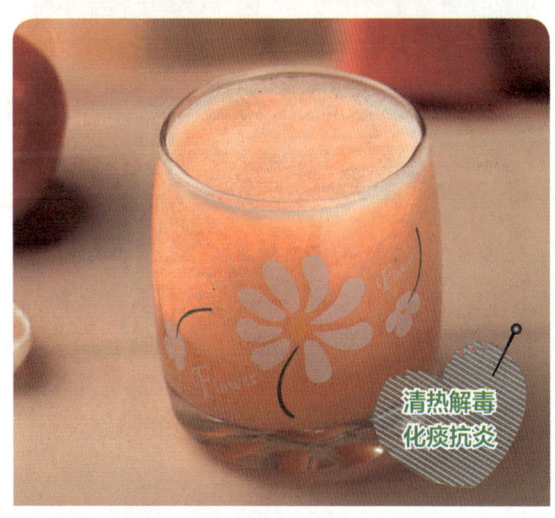

清热解毒 化瘀抗炎

# 子宫肌瘤

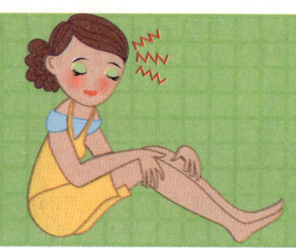

## 病症简介

子宫肌瘤是女性生殖系统最常见的一种良性肿瘤。常见于30~50岁妇女,20岁以下少见。多无症状,少数表现为阴道出血,腹部触及肿物以及压迫症状等。如果没有及时治疗可导致女性不孕、流产、尿频、排尿障碍甚至发生癌变。子宫肌瘤虽可怕,但它并不是不治之症。因此,女性朋友每年要定期检查,发现病情及时治疗。平时,女性不可滥用化妆品,特别是含雌激素的化妆品。因为该类化妆品不仅可导致患者内分泌失调、月经失调,还会导致外源性激素对子宫、乳腺等过度刺激,诱发肿瘤或使原有肌瘤增大、变性。

## 饮食建议

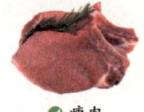 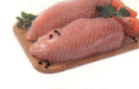 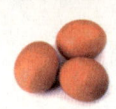 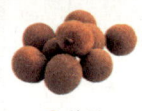 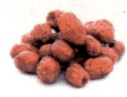 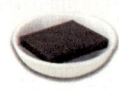

✅ 瘦肉　　✅ 鸡肉　　✅ 鸡蛋　　❌ 桂圆　　❌ 红枣　　❌ 阿胶

1.饮食定时定量,不能暴饮暴食。坚持低脂肪、清淡饮食,多吃瘦肉、鸡肉、鸡蛋、鹌鹑蛋、鲫鱼、甲鱼、白鱼,多食绿色蔬菜,如白菜、芦笋、芹菜、菠菜、黄瓜、冬瓜、香菇、豆腐、海带、紫菜等。多吃富有营养的干果类食物,如花生、芝麻、瓜子等。

2.禁食桂圆、红枣、阿胶、蜂王浆等热性、凝血性和含激素成分的食品。不食羊肉、鳗鱼、咸鱼、黑鱼等发物。

## 海带丝山药荞麦面

**材料：** 荞麦面200克，海带丝30克，山药400克，日式面汤600毫升

**做法**

① 洗净去皮的山药切成块；海带丝洗干净。② 锅中注入适量清水烧开，放入荞麦面，煮熟后捞出盛入碗中。③ 将日式面汤放入山药块煮沸，冲入面碗，撒上海带丝即可。

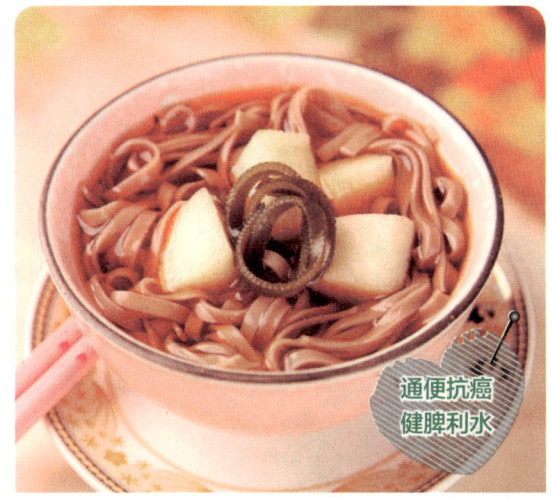

通便抗癌 健脾利水

## 生地桃仁红花炖瘦肉

**材料：** 猪瘦肉180克，生地6克，桃仁18克，红花5克，姜片、葱段各少许
**调料：** 盐2克，料酒10毫升

**做法**

① 洗净的猪瘦肉切丁；红花、生地、桃仁放入纱布袋，扎紧袋口；瘦肉丁汆去血水。② 砂锅中注水烧开，倒入姜葱、药袋、瘦肉丁、料酒，用小火煮约1小时，加入盐调味，拣出药袋，盛出汤汁即可。

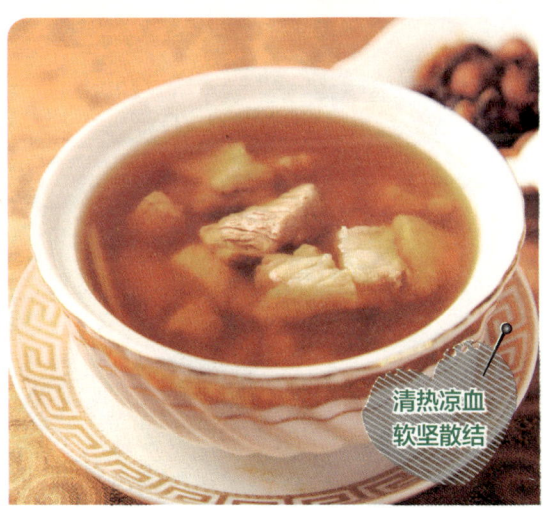

清热凉血 软坚散结

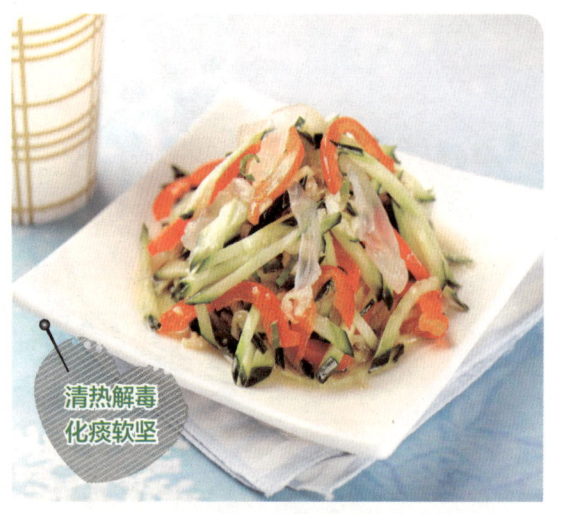

清热解毒
化痰软坚

## 黄瓜拌海蜇

**材料：** 水发海蜇90克，黄瓜100克，彩椒50克，蒜末、葱花各少许

**调料：** 白糖4克，盐少许，陈醋6毫升，芝麻油2毫升

**做法**

①彩椒、黄瓜、海蜇洗净、切条。②海蜇、彩椒分别焯水捞出。③黄瓜入碗，放入海蜇和彩椒，放入蒜末、葱花、陈醋、盐、白糖、芝麻油拌匀即可。

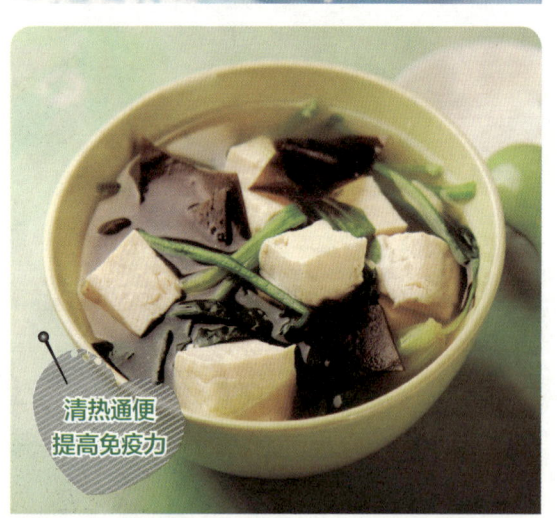

清热通便
提高免疫力

## 菠菜豆腐汤

**材料：** 菠菜120克，豆腐200克，水发海带150克

**调料：** 盐2克

**做法**

①洗净的海带切块；洗好的菠菜切段；洗净的豆腐切块。②锅中注水烧开，倒入海带、豆腐拌匀，用大火煮2分钟，倒入菠菜拌匀，略煮片刻至断生，加盐调味，煮至入味即可。

## 甘蔗雪梨糖水

**材料：** 甘蔗200克，雪梨100克

**做法**

① 洗净去皮的甘蔗切段，拍裂；洗净的雪梨去果核，果肉切丁。② 砂锅中注入适量清水，大火烧开，倒入备好的甘蔗，放入切好的雪梨，搅拌均匀，煮沸后用小火煮至全部食材熟软。③ 关火后盛出煮好的甘蔗雪梨糖水，装入碗中，待其稍微凉时即可饮用。

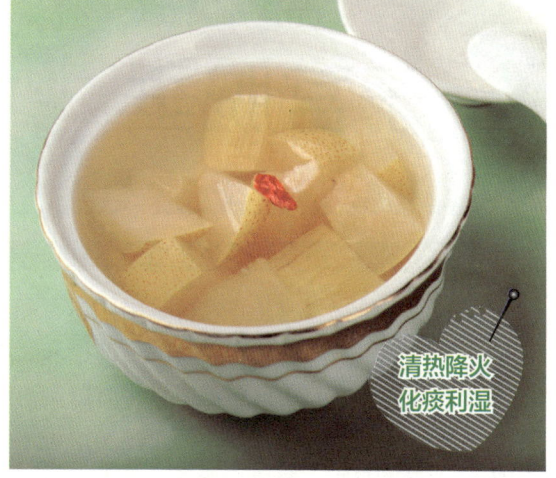

清热降火
化痰利湿

## 生地茅根猪腱汤

**材料：** 生地10克，白茅根70克，猪腱肉90克，陈皮8克，姜片、葱花各少许

**调料：** 料酒、盐、鸡粉各适量

**做法**

① 白茅根洗净成段；陈皮洗净切丝；洗净的猪腱肉切片装碗，放调料腌渍10分钟。② 锅中注水烧开，放入白茅根、陈皮、生地、姜片，小火炖15分钟，放盐、肉片煮沸后再煮片刻。③ 盛出撒上葱花即可。

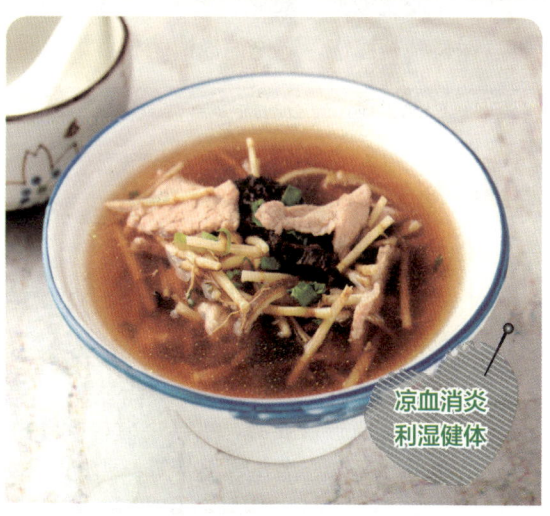

凉血消炎
利湿健体

# 子宫脱垂

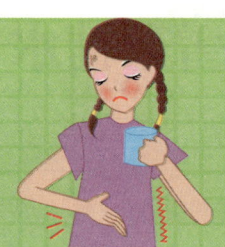

## 病症简介

子宫脱垂是指子宫从正常位置沿阴道下降,宫颈外口达坐骨棘水平以下,甚至子宫全部脱出于阴道口以外,常合并有阴道前壁和后壁膨出。主要由分娩时损伤造成。根据其脱垂的程度分为三度。子宫脱垂患者平时就会有腰酸背痛,严重时还会拖累膀胱及直肠,而且会有尿频、尿不净或大便不畅之感。产后早期,要进行适当活动和体育锻炼。做收缩会阴体操:交叉双脚,起立、坐下,反复10~20次,每日做此体操3次,能有效避免子宫脱垂。保持精神愉快,避免消极情绪和行为,避免房劳太过,不宜久立和仰卧。

## 饮食建议

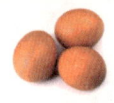 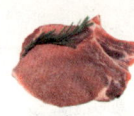 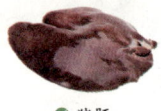 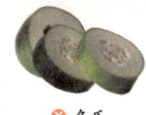 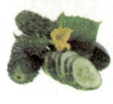 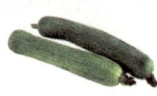

✅ 鸡蛋　　　✅ 瘦肉　　　✅ 猪肝　　　❌ 冬瓜　　　❌ 黄瓜　　　❌ 丝瓜

1.多食高蛋白质食物,如母鸡肉、鸡蛋、瘦肉、猪肝、鲤鱼、海参、豆制品等,最好做成羹汤食用。

2.忌吃冬瓜、黄瓜、丝瓜、苦瓜、白菜、菠菜、刀豆等性味寒凉而滑利蔬菜,食用上述食品后易造成脾胃虚弱,子宫下滑,难以恢复。忌滑腻、破气的食物,如萝卜、茄子、柿子、香瓜、兔肉、海鱼、海带等,否则会加重病情。

## 黄芪山药党参粥

**材料：** 水发大米150克，去皮山药块50克，黄芪15克，党参10克

**做法**

① 砂锅中注水烧开，放入山药块、黄芪、党参用小火煮约20分钟。② 捞出黄芪、党参，倒入洗净的大米，烧开后用小火煮至大米熟透。③ 关火后盛出煮好的粥，装入碗中即可。

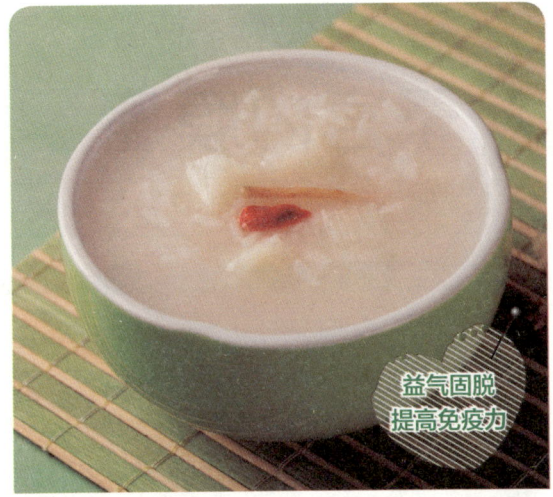

益气固脱 提高免疫力

## 柠檬胡椒牛肉

**材料：** 牛肉200克，柠檬70克，洋葱、彩椒各50克，黑胡椒粒、姜、蒜、葱各少许

**调料：** 盐、鸡粉各3克，蚝油4克，料酒4毫升，生抽5毫升，食用油适量

**做法**

① 食材洗净、切好；牛肉加调料腌渍入味。② 用油起锅，放入姜、蒜、葱爆香，倒彩椒、洋葱、柠檬炒香，放肉片、料酒、鸡粉、盐、生抽、蚝油、黑胡椒粒，炒熟即成。

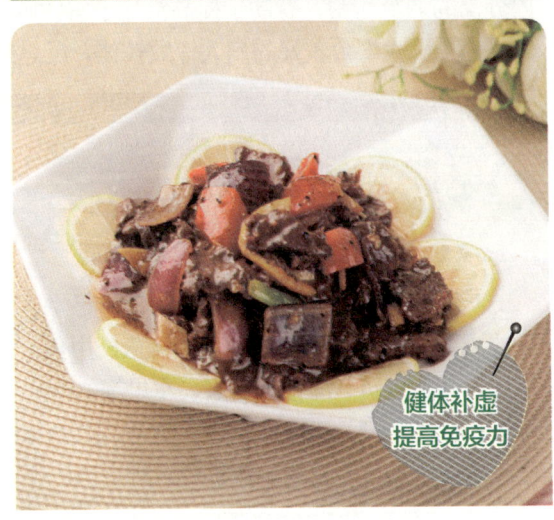

健体补虚 提高免疫力

# 子宫内膜癌

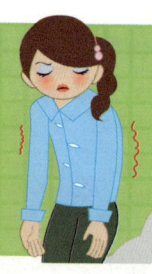

## 病症简介

子宫内膜癌是起源于子宫内膜腺体的恶性肿瘤，又称子宫体癌，绝大多数为腺癌。为女性生殖器三大恶性肿瘤之一。为58～61岁女性多见，约占女性癌症总数的7%，占生殖道恶性肿瘤的20%～30%，近年发病率有上升趋势。目前仅次于宫颈癌，居女性生殖系统恶性肿瘤的第二位。平时，女性朋友要保持健康的心理状态和乐观的情绪，这样有利于正常内分泌的调节活动，有助于提高治疗子宫内膜癌疗效。实践表明，凡精神乐观、治疗信心较足、与医生配合较好的病人疗效较佳，反之则较差。

## 饮食建议

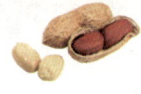  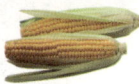 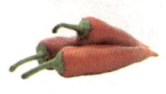 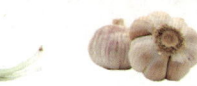

✅ 花生　　✅ 芝麻　　✅ 玉米　　❌ 辣椒　　❌ 生葱　　❌ 生蒜

1.常吃富有营养的干果类食物，如花生、芝麻、瓜子；五谷杂粮如玉米、豆类等。多食瘦肉、鸡肉、鸡蛋、鹌鹑蛋、鲫鱼、甲鱼、白鱼、白菜、芦笋、芹菜、菠菜、黄瓜、冬瓜、香菇、豆腐、海带、紫菜、水果等。

2.忌食辣椒、花椒、生葱、生蒜、白酒等刺激性食物及饮料。不食羊肉、虾、蟹、鳗鱼、咸鱼、黑鱼等发物。饮食要定时定量，不能暴饮暴食。

## 红枣山药乌鸡汤

**材料**：乌鸡块350克，山药160克，红枣15克，姜片、葱段各少许

**调料**：盐、鸡粉、胡椒粉、料酒各少许

**做法**

① 山药洗净去皮切块。② 乌鸡块氽水捞出。③ 锅中注水烧热，放入红枣、姜片、葱段、乌鸡块、料酒，烧开后用小火煮约1小时，倒入山药块，小火续煮约20分钟，加入调料调味，煮至入味即可。

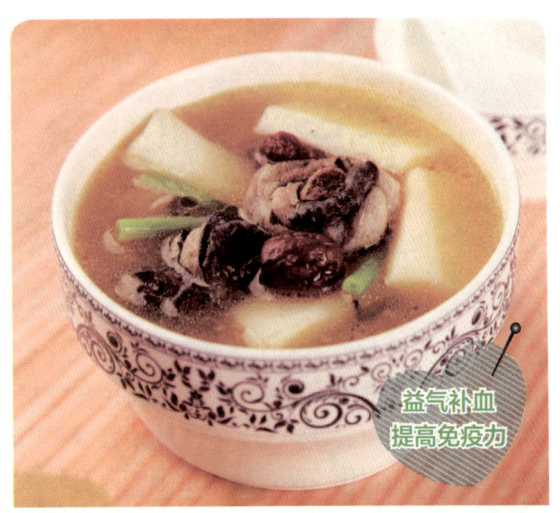

益气补血
提高免疫力

## 苦瓜薏米排骨汤

**材料**：排骨段200克，苦瓜100克，水发薏米90克，姜片10克

**调料**：盐、鸡粉各少许，料酒8毫升

**做法**

① 苦瓜洗净去瓤切段。② 排骨段焯水撇去浮沫后捞出。③ 砂锅中注水烧开，放入排骨段、姜片、薏米、料酒，煮沸后转小火煮至排骨七成熟，倒入苦瓜续煮至食材熟透，加盐、鸡粉调味，略煮至入味即成。

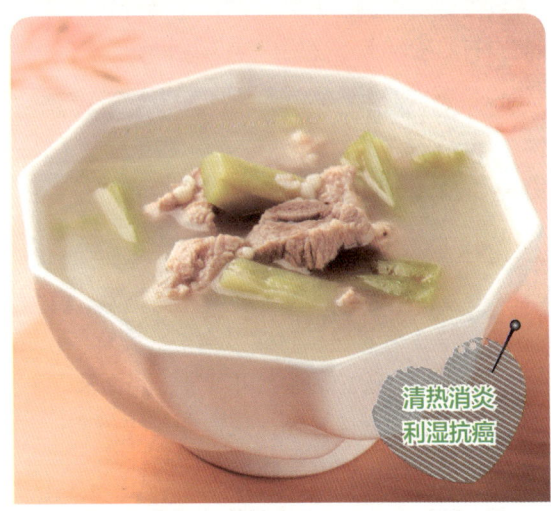

清热消炎
利湿抗癌

# 子宫囊肿

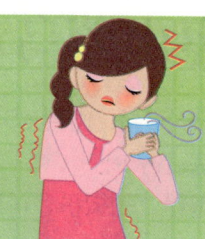

### 病症简介

子宫囊肿分为先天性子宫囊肿及后天性子宫囊肿,前者来源于中肾管和副中肾管,多发生在子宫后壁或子宫底部;后者多由良性疾病继发而来或由浆膜的间质细胞发展而来,其中有子宫肌瘤囊性病变、囊性的子宫腺肌瘤、宫颈潴留囊肿及子宫浆膜囊肿等。平时女性朋友不可滥用化妆品,特别是那些含有雌激素的化妆品。因为此类化妆品不仅可以导致患者内分泌失调、月经失调,还会导致外源性激素对子宫、乳腺等过度刺激,诱发肿瘤或使原有肌瘤增大、变性。

### 饮食建议

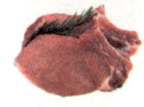 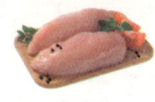 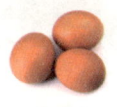 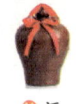 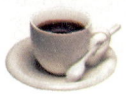 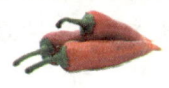

✅ 瘦肉　　✅ 鸡肉　　✅ 鸡蛋　　❌ 酒　　❌ 咖啡　　❌ 辣椒

1.多食瘦肉、鸡肉、鸡蛋、鹌鹑蛋、鲫鱼、甲鱼、白鱼、白菜、芦笋、芹菜、菠菜、黄瓜、冬瓜、香菇、豆腐、海带、紫菜、水果等。尤其要多食海藻类食物。

2.忌烟、酒、咖啡、可可等;忌辛辣刺激性食物,如葱、姜、辣椒、花椒、生葱、生蒜、白酒等刺激性食物。忌霉变、烧焦食物,如霉花生、霉黄豆、熏肉等;忌狗肉、羊肉及油腻、煎炸、烟熏等燥热性食物。

## 虾菇青菜

**材料**：上海青85克，虾仁40克，鲜香菇35克

**调料**：盐、鸡粉、水淀粉、食用油各适量

**做法**
① 洗净的香菇、上海青切丁；洗净的虾仁去虾线，切丁，加盐、鸡粉、水淀粉腌渍入味。② 香菇丁、上海青焯水后捞出。③ 用油起锅，虾肉丁炒至变色，入食材炒至熟软，加鸡粉、盐调味即成。

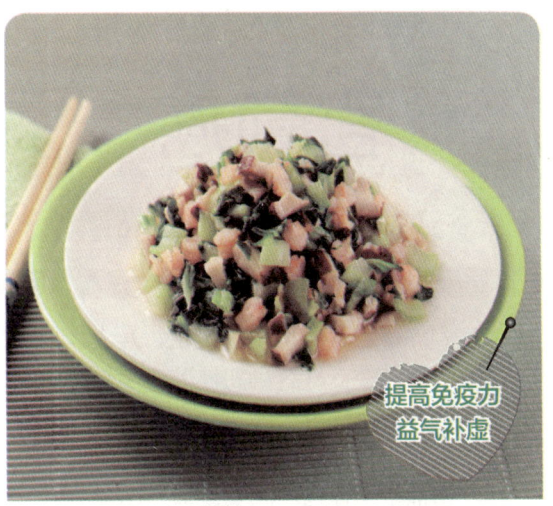

提高免疫力 益气补虚

## 蛤蜊豆腐炖海带

**材料**：蛤蜊300克，豆腐200克，水发海带100克，姜片、蒜末、葱花各少许

**调料**：盐3克，鸡粉2克，料酒、生抽各4毫升，水淀粉、芝麻油、食用油各适量

**做法**
① 豆腐、海带洗净切块，分别焯水捞出。② 用油起锅，放入蒜、姜爆香，倒入食材、料酒、生抽炒匀，注水煮沸，倒入蛤蜊炖熟，加调料炒香盛出，撒上葱花即成。

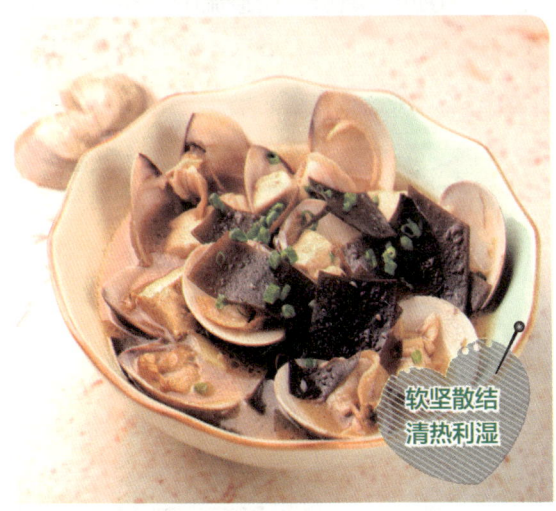

软坚散结 清热利湿

# 宫颈癌

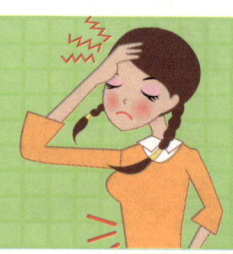

## 病症简介

宫颈癌在世界各地都有发生,是人体最常见的肿瘤之一,不但在女性生殖器官肿瘤中占首位,而且在女性各种恶性肿瘤中最多见。据调查,我国宫颈癌死亡率占总癌症死亡率的第四位,占女性癌症的第二位。在我国,宫颈癌的发病年龄以40~50岁最多,60~70岁又有一高峰出现,20岁以前少见。但是近年来其发病有年轻化的趋势。该病初期没有任何症状,后期可出现异常阴道流血,因此容易造成治疗上的延误。真菌易在潮湿温暖的环境中生存,因此应该穿着透气、宽松的纯棉内裤,可以防止真菌的发生。

## 饮食建议

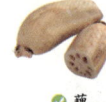 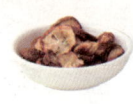 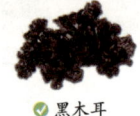 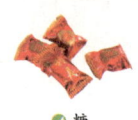 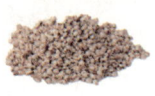 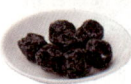

✓ 藕　　　✓ 山楂　　　✓ 黑木耳　　　✓ 糖　　　✓ 薏苡仁　　　✓ 乌梅

1.宫颈癌患者早期应尽可能地补给各类营养物质,当患者阴道出血多时,应服用些补血、止血、抗癌的食品,如藕、薏苡仁、山楂、黑木耳、乌梅等。

2.忌肥腻、辛辣、油煎烤炸等生湿生痰、燥热易致出血的食品。白带多水样时,忌食生冷、瓜果及坚硬难消化的食物;带下黏稠,气味臭时,忌食油腻之品。

## 槐花粥

**材料：** 水发大米170克，槐花10克
**调料：** 冰糖15克

**做法**

①砂锅注入适量清水烧开，倒入洗净的槐花，烧开后用小火煮约10分钟，去渣留汁，倒入洗净的大米，煮沸后用小火煲煮至熟透。②加入冰糖，转中火续煮至糖分溶化，盛出装入碗中即可。

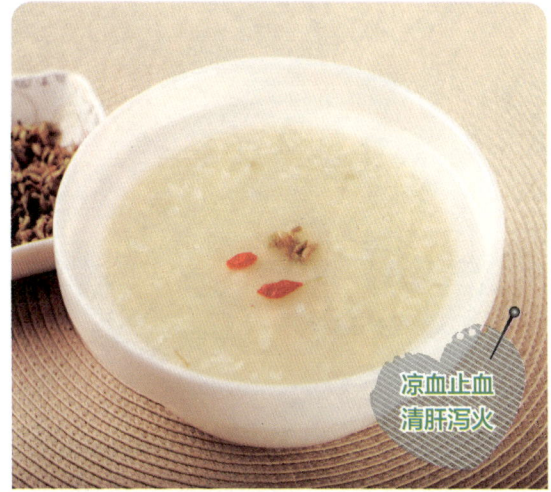

凉血止血
清肝泻火

## 西蓝花炒双耳

**材料：** 胡萝卜片20克，西蓝花100克，水发银耳100克，水发木耳35克
**调料：** 盐3克，鸡粉4克，料酒10毫升，蚝油10克，水淀粉4毫升，食用油适量

**做法**

①西蓝花洗净切块；银耳洗净切去黄色根部，切块；泡发好的木耳切块。②木耳、银耳、西蓝花焯煮后捞出。③用油起锅，倒入食材炒至八成熟，再加入调料炒匀即可。

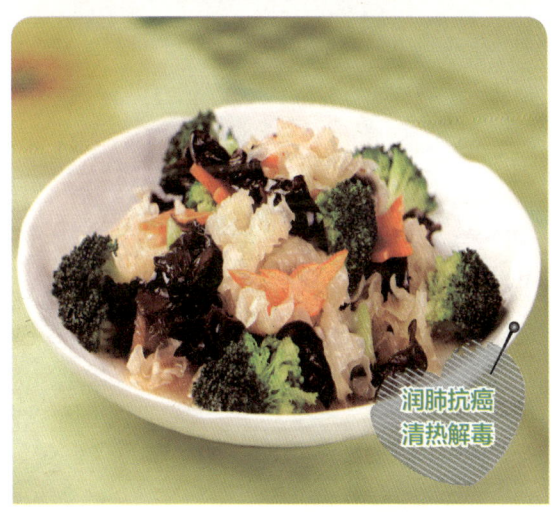

润肺抗癌
清热解毒

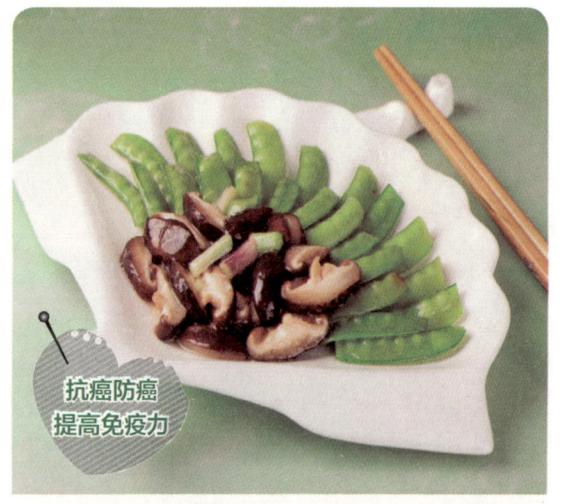

抗癌防癌
提高免疫力

## 荷兰豆炒香菇
（调理食谱）

**材料：** 荷兰豆120克，鲜香菇60克，葱段少许

**调料：** 盐3克，鸡粉2克，料酒5毫升，蚝油6克，水淀粉4毫升，食用油适量

**做法**

①荷兰豆洗净、去头尾；香菇洗净切丝。②香菇丝、荷兰豆焯水后捞出。③用油起锅，倒入葱爆香，放入荷兰豆、香菇、料酒、蚝油、鸡粉、盐、水淀粉炒匀即可。

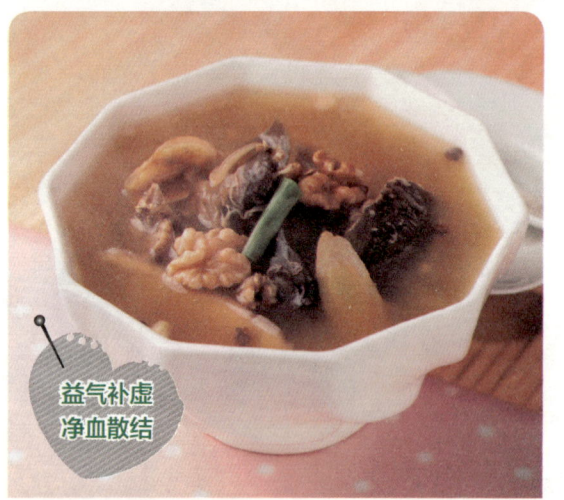

益气补虚
净血散结

## 人参核桃甲鱼汤
（调理食谱）

**材料：** 甲鱼500克，核桃20克，人参8克，五味子8克，甘草3克，淮山药3克，杏仁10克，陈皮、葱段、姜片各少许

**调料：** 料酒、盐、鸡粉、胡椒粉各少许

**做法**

①锅中注水烧开，倒甲鱼、葱段、料酒，汆水捞出。②锅中注水烧开，倒入姜片、核桃、药材、甲鱼、料酒，小火炖熟。③加盐、鸡粉、胡椒粉调味拌匀即可。

## 山楂薏米水
（调理食谱）

**材料**：新鲜山楂50克，水发薏米60克
**调料**：蜂蜜10克
**做法**

① 洗好的山楂去核，切成小块，备用。
② 砂锅中注入适量清水烧开，倒入洗好的薏米，加入切好的山楂，搅拌匀，用小火煮20分钟，搅拌片刻。③ 将煮好的薏米水滤入碗中，倒入蜂蜜即可。

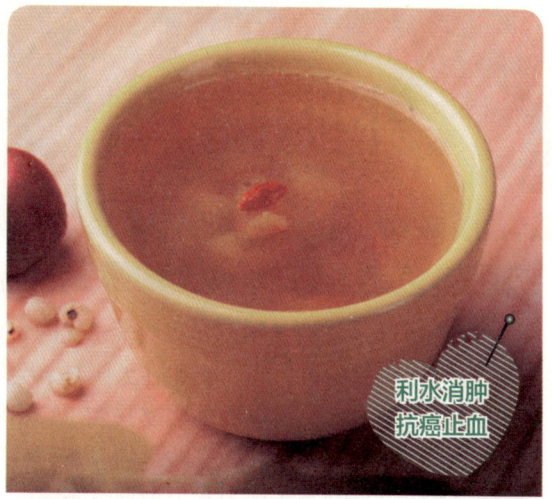

利水消肿
抗癌止血

## 萝卜莲藕汁
（调理食谱）

**材料**：白萝卜120克，莲藕120克，樱桃1颗
**调料**：蜂蜜适量
**做法**

① 洗净的莲藕切丁；白萝卜洗净去皮切丁。② 取榨汁机，选择搅拌刀座组合，倒入白萝卜、莲藕，加入适量纯净水，选择"榨汁"功能，榨出蔬菜汁，加入少许蜂蜜，选择"榨汁"功能，搅拌均匀。③ 将榨好的蔬菜汁倒入杯中，放樱桃点缀即可。

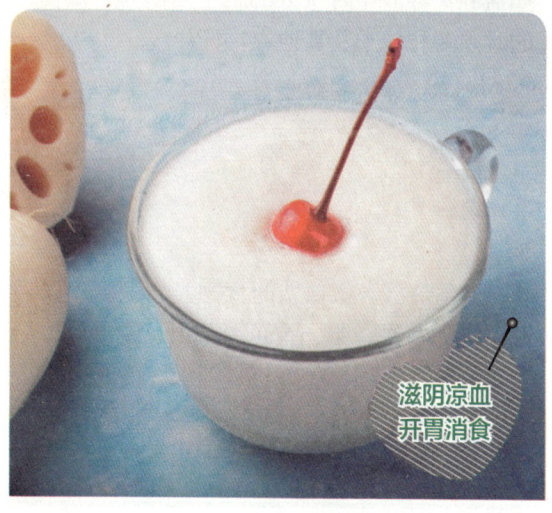

滋阴凉血
开胃消食

# 外阴瘙痒

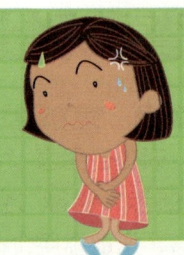

## 病症简介

外阴瘙痒是外阴各种不同病变所引起的一种自觉症状,是妇科的常见病症。主要发生在阴蒂和小阴唇附近,也可发生在大阴唇、会阴或肛门周围,瘙痒常为阵发性或持续性。如果瘙痒反复发作,可导致外阴皮肤变厚、粗糙,甚至发生皲裂及苔藓样硬化等改变。严重者瘙痒剧烈可坐卧不安,影响生活和工作,影响夫妻生活等。同时也会诱发其他感染,如盆腔炎等。平时个人的卫生习惯非常重要,要做到每日更换、洗净、消毒内裤。洗内裤的时候要和袜子及其他衣物分开洗。

## 饮食建议

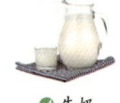  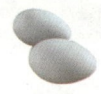 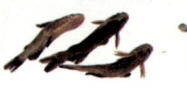 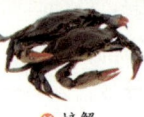 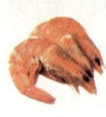

✅ 牛奶　　✅ 豆浆　　✅ 鸭蛋　　❌ 海鱼　　❌ 螃蟹　　❌ 虾

1.多吃富含蛋白质的食物,如牛奶、豆浆、蛋类、肉类等。多饮水,吃新鲜的水果和蔬菜,如苹果、梨、香蕉、草莓、猕猴桃、白菜、青菜、油菜、香菇、紫菜、海带等。宜食凉血解毒食物,如绿豆、粳米、黄瓜、苦瓜、马齿苋、绿茶等。

2.不要吃辛辣、油腻、刺激性、过冷、高糖的食物。忌海腥河鲜发物,如海鱼、螃蟹、虾、蛤蜊、毛蚶、牡蛎、鲍鱼等水产品,否则不利于炎症消退。

## 鸡汤肉丸炖白菜

**材料：** 白菜170克，肉丸240克，鸡汤350毫升

**调料：** 盐2克，鸡粉2克，胡椒粉适量

**做法**

① 洗净的白菜切去根部，用手掰开；肉丸切花刀。② 砂锅中注水烧热，倒入鸡汤，放肉丸，烧开后用小火煮20分钟，倒入白菜，加盐、鸡粉、胡椒粉，用大火煮至食材入味即可。

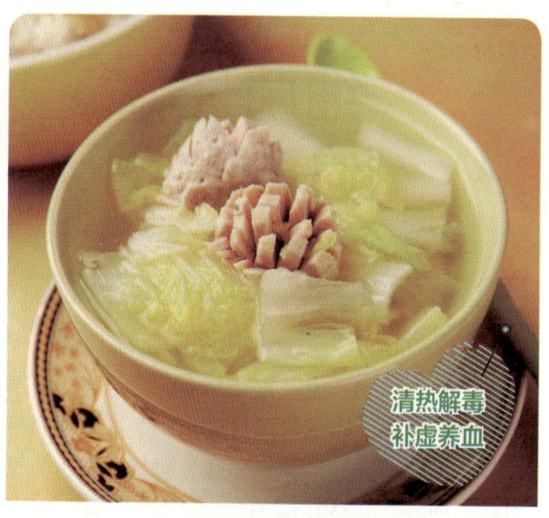

清热解毒 补虚养血

## 紫菜南瓜汤

**材料：** 水发紫菜180克，南瓜100克，鸡蛋1个，虾皮少许

**调料：** 盐、鸡粉各2克，芝麻油适量

**做法**

① 洗净去皮的南瓜切块；鸡蛋制成蛋液。② 锅中注水烧开，放入虾皮、南瓜，用大火煮约5分钟，放入紫菜煮至熟软，加盐、鸡粉、芝麻油调味，倒入蛋液，搅散，搅拌均匀即可。

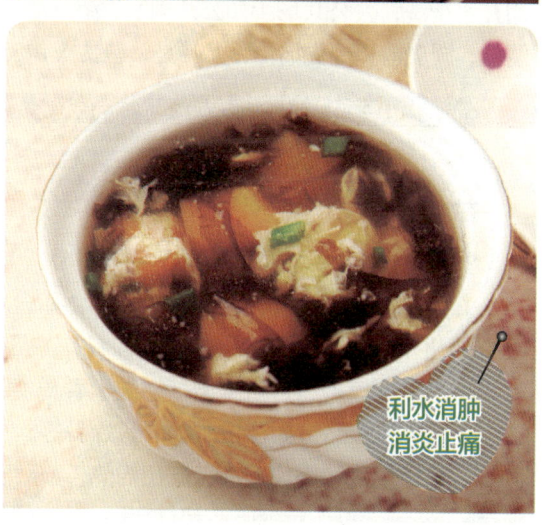

利水消肿 消炎止痛

# 细菌性阴道炎

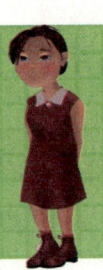

## 病症简介

细菌性阴道炎是一种由阴道加特纳菌和一些压氧菌的混合感染,导致阴道内微生态平衡失调,引起的阴道分泌物增多,白带有鱼腥臭味及外阴瘙痒、灼热的综合征。可分为嗜血杆菌性阴道炎、棒状杆菌性阴道炎、压氧菌性阴道炎、加特纳菌性阴道炎等。平时要注意个人卫生,保持外阴清洁、干燥,勤换内裤,外阴用具专人专用,用过的内裤、毛巾、盆均应用开水烫洗,去公共场所如公共厕所、游泳池、浴室要注意预防交叉感染。夫妻要注意双方清洁,同房前也要先清洁,尤其是一些丈夫包皮过长,隐藏细菌者更应该注意。

## 饮食建议

|  | 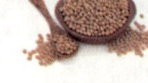 | 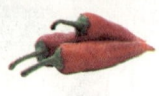 | 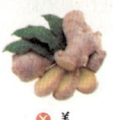 | 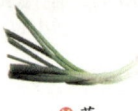 | 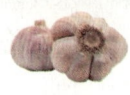 |
|---|---|---|---|---|---|
| ✅ 酸奶 | ✅ 大豆 | ❌ 辣椒 | ❌ 姜 | ❌ 葱 | ❌ 蒜 |

1.多食富含活性嗜酸乳杆菌的酸奶,如含双歧杆菌的酸奶、大豆低聚糖等,这类食物具有促使体内有益菌繁殖与生长、抑制有害菌生存的作用。多食富含抗氧化剂的食物,有利于增强机体免疫力、抗感染,如维生素A、维生素C、维生素E。

2.忌辛辣食品,如辣椒、姜、葱、蒜等,多食易生燥热,使内脏热毒蕴结,出现牙龈肿痛,口舌生疮,小便短赤,肛门灼热,前后阴痒痛等症状,从而使本病症状加重。

## 马齿苋炒黄豆芽

**材料：** 马齿苋100克，黄豆芽100克，彩椒50克

**调料：** 盐2克，鸡粉2克，水淀粉4毫升，食用油适量

**做法**

①洗净的彩椒切条。②黄豆芽、彩椒焯水后捞出沥干。③用油起锅，倒入洗好的马齿苋、黄豆芽、彩椒炒片刻，加盐、鸡粉调味，倒入水淀粉翻炒，盛出装盘即可。

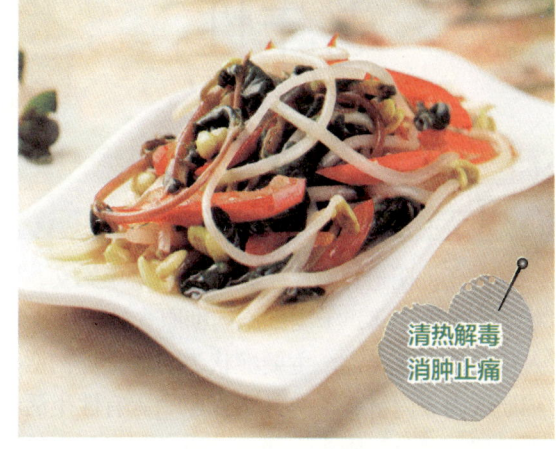

清热解毒 消肿止痛

## 鱼腥草红枣茶

**材料：** 鱼腥草100克，红枣20克

**做法**

①洗好的鱼腥草切段。②砂锅中注水烧开，放入鱼腥草、洗净的红枣烧开后转小火煮15分钟，搅拌片刻使药性完全析出。③关火后将煮好的茶盛入碗中，待稍微冷却后即可饮用。

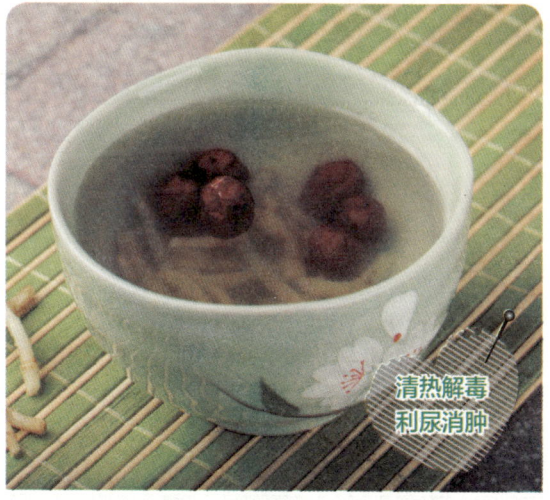

清热解毒 利尿消肿

# 老年性阴道炎

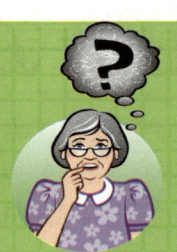

## 病症简介

老年性阴道炎常见于绝经后的老年妇女,因卵巢功能衰退,雌激素水平降低,阴道壁萎缩,黏膜变薄,上皮细胞内糖原含量减少,阴道内pH上升,局部抵抗力降低,致病菌易入侵繁殖引起炎症。主要症状为阴道分泌物增多及外阴瘙痒、灼热感。预防阴道炎要选择棉质的内衣内裤,单洗并阳光照晒。有性生活者,每次性生活之前,夫妻最好双双清洗外生殖器。此外要固定性伴侣,当对方有外生殖器炎症时,暂不要与之同房,或用避孕套。此外,加强体育锻炼,增强身体素质,对阴道炎的预防很有帮助。

## 饮食建议

| 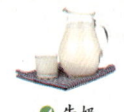 | 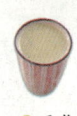 | 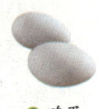 | 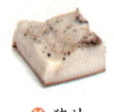 | 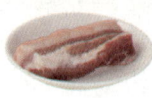 | 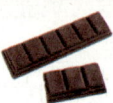 |
|---|---|---|---|---|---|
| ✅ 牛奶 | ✅ 豆浆 | ✅ 鸭蛋 | ❌ 猪油 | ❌ 肥猪肉 | ❌ 巧克力 |

1.宜多食蛋白质丰富的食物,如牛奶、豆浆、蛋类、肉类等。宜多食补脾益肾之品,如粳米、糯米、山药、扁豆、莲子、薏苡仁、百合、红枣等。

2.忌甜腻、高糖食物,如猪油、肥猪肉、牛油、羊油、奶油、巧克力、奶油蛋糕等,这类食品有助湿增热的作用,会导致白带的分泌增多,从而影响治疗效果。忌海鲜腥膻之品,如虾、黑鱼、带鱼、黄鱼、蟹等。食后能使外阴瘙痒加重,不利于炎症消退。

## 枸杞百合豆浆

**材料：** 水发黄豆80克，百合20克，枸杞10克
**调料：** 白糖15克

**做法**

① 浸泡8小时的黄豆洗净，滤过，沥干。
② 黄豆、百合、枸杞倒入豆浆机中，注入适量清水，盖上机头，选择"五谷"程序，再选择"开始"键，开始打浆，约15分钟后即成豆浆。
③ 断电，滤取豆浆，加白糖，撇去浮沫即可。

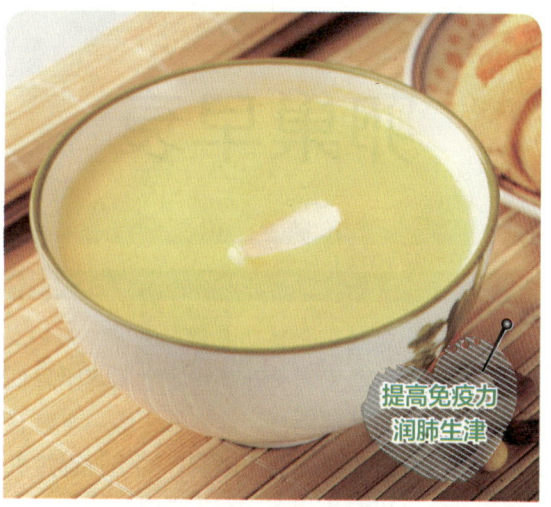

提高免疫力
润肺生津

## 核桃豆浆

**材料：** 水发黄豆120克，核桃仁40克
**调料：** 白糖15克

**做法**

① 取榨汁机，倒入黄豆，注水，通电后选择"榨汁"功能，搅拌成细末状，断电滤取豆汁。
② 取榨汁机，放入核桃仁，注入豆汁，搅拌至碎末状即成生豆浆。
③ 锅中倒入生豆浆，大火煮沸，撇去浮沫，加白糖搅匀，中火续煮至其溶化即可。

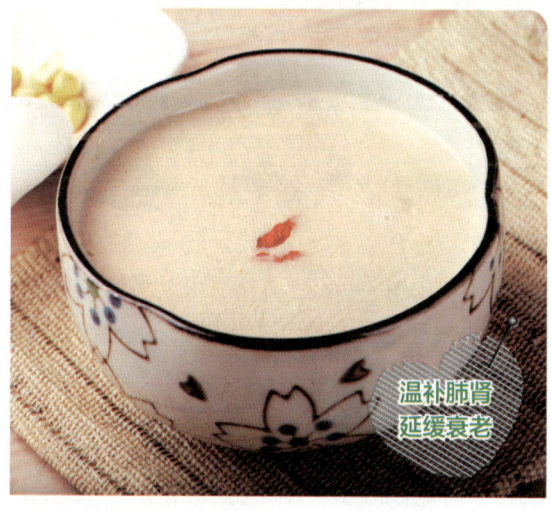

温补肺肾
延缓衰老

# 卵巢早衰

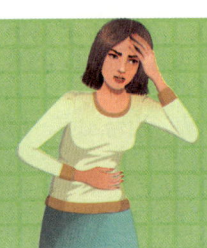

## 病症简介

卵巢早衰是指卵巢功能衰竭所导致的40岁之前即闭经的现象。特点是原发或继发闭经伴随血促性腺激素水平升高和雌激素水平降低,并伴有一系列不同程度的低雌激素症状,如潮热多汗、面部潮红、性欲低下等。平时,女性要保持心情愉快,如果女性长期情绪抑郁,易致肝气不舒,而足厥阴肝经走行通过乳房和卵巢,从而直接影响卵巢功能,加重闭经的症状,更对生育有不利的影响。此外,要保证科学的睡眠,睡眠对预防卵巢早衰同样很重要,良好的睡眠对保证身体健康来说是必需的。

## 饮食建议

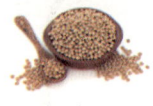
✅ 黄豆

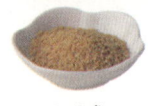
✅ 谷类

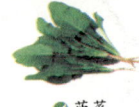
✅ 菠菜

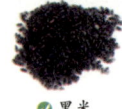
✅ 黑米

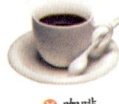
❌ 咖啡

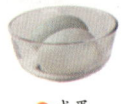
❌ 咸蛋

1.宜食用一些碱性食物,可以缓和代谢性酸性产物的刺激,有益卵巢保健,大部分的蔬菜、水果都是碱性的。适当食用一些植物性雌激素食物,如豆类、谷类、菠菜、黑米等。此外,在饮食中多摄取富含维生素E、维生素$B_2$的食物,这些营养物质可以增强卵巢功能。

2.忌食酒精、咖啡和太咸的食物,这些食物会导致骨质疏松。禁食高脂肪和高胆固醇的食物,因会导致卵巢动脉硬化,使卵巢萎缩变性。

## 黑豆黑芝麻豆浆

**材料：** 水发黑豆110克，水发花生米100克，黑芝麻20克

**调料：** 白糖20克

**做法**

① 取榨汁机，放入水和黑豆，搅拌至细末状，滤取豆汁。② 取榨汁机，倒黑芝麻、花生米、豆汁，搅拌至糊状即成生豆浆。③ 汤锅置火上，倒生豆浆，大火煮沸，撇去浮沫，撒白糖，续煮至糖溶化即可。

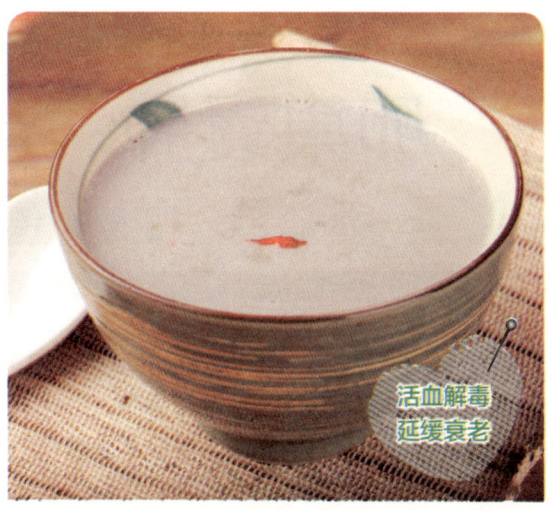

活血解毒 延缓衰老

## 鱼鳔豆腐汤

**材料：** 鲢鱼头200克，鱼鳔100克，豆腐220克，姜片、葱段各少许

**调料：** 盐、鸡粉、胡椒粉、料酒、食用油各适量

**做法**

① 豆腐洗净切块；鱼鳔洗净刺穿；处理好的鲢鱼头剁大块。② 用油起锅，入鲢鱼头，用小火略煎至两面断生，放入姜葱、料酒、开水、鱼鳔、豆腐块烧开后小火煮至熟透。③ 加盐、鸡粉、胡椒粉煮至入味。

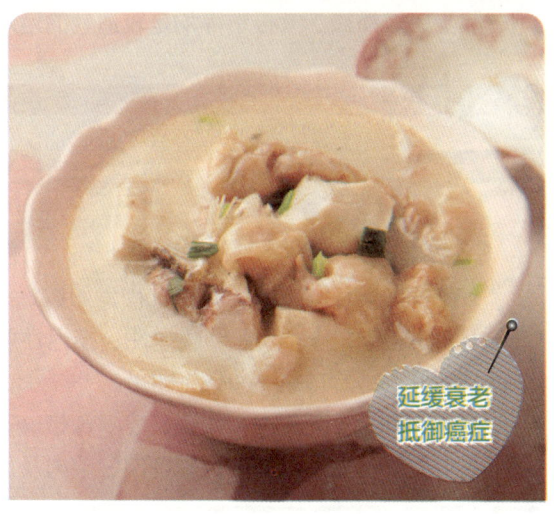

延缓衰老 抵御癌症

# 卵巢囊肿

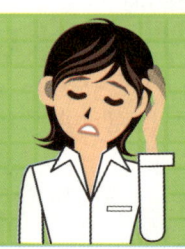

## 病症简介

卵巢囊肿是指卵巢出现囊样的肿块。卵巢囊肿是卵巢肿瘤的一种,可能是良性,也可能是恶性。该病各个年龄均可患病,但以20～50岁最多见,是育龄期女性最常见的一种疾病。该病的恶变率较高,占良性卵巢肿瘤的10%。平时要适当加强运动,运动有利于促进新陈代谢及血液循环,延缓器官衰老。运动应该量力而行,持之以恒,循序渐进,如慢跑、散步、广播操、太极拳等均是较适宜的运动。

## 饮食建议

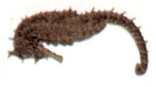 ✓ 海马　 ✓ 甲鱼　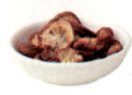 ✓ 山楂　 ✗ 葱　✗ 姜　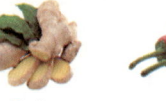 ✗ 辣椒

1.宜多吃具有抗卵巢囊肿的食物,如鲨、海马、甲鱼、龙珠茶、山楂。适当补充维生素E可以清除自由基,改善皮肤弹性,推迟性腺萎缩的进程,起到抗衰老的作用,并可调节免疫功能,每日150～300毫克即可。

2.忌辛辣刺激性食物,如葱、姜、辣椒、花椒、生蒜、白酒等;忌霉变、烧焦食物,如霉花生、霉黄豆、熏肉等;忌狗肉、羊肉及油腻、煎炸、烟熏等燥热性食物。

## 白菜炒菌菇

**材料**：大白菜200克，蟹味菇60克，香菇50克，姜片、葱段各少许

**调料**：盐3克，鸡粉少许，蚝油5克，水淀粉、食用油各适量

**做法**

①蟹味菇洗净去老茎；香菇洗净切片；大白菜洗净切块。②白菜块、香菇、蟹味菇焯水后捞出。③用油起锅，放入姜、葱爆香，倒入食材、调料，炒至食材入味。

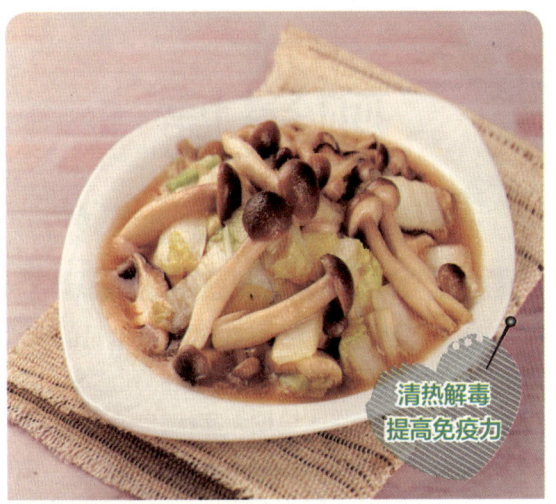

清热解毒 提高免疫力

## 蒲公英薏米粥

**材料**：水发大米120克，水发薏米85克，蒲公英少许

**调料**：白糖适量

**做法**

①砂锅中注水烧开，倒入洗净的蒲公英，放入洗好的大米、薏米，搅拌均匀，烧开后用小火煮至食材熟透。②加入适量白糖，拌匀，用中火煮至溶化，关火后盛出煮好的粥即成。

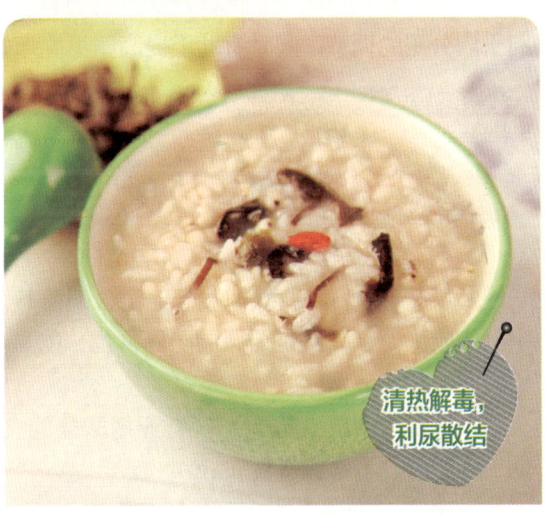

清热解毒， 利尿散结

# 卵巢癌

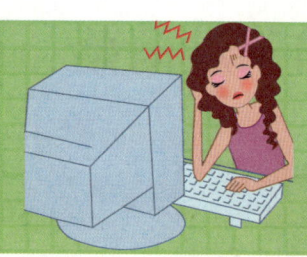

## 病症简介

卵巢恶性肿瘤是女性生殖器官常见的恶性肿瘤之一,其发病率仅次于宫颈癌和子宫内膜癌而居第三位。但卵巢上皮癌死亡率却占各类妇科肿瘤的首位,对妇女生命造成严重威胁。因卵巢癌临床早期无症状,鉴别其组织类型及良恶性相当困难,卵巢癌行剖腹探查术中发现肿瘤局限于卵巢的仅占30%,大多数已扩散到子宫双侧附件、大网膜及盆腔各器官,所以卵巢癌引起人们的广泛关注。日常生活要保持健康的心态和乐观的情绪,这样有利于内分泌的调节,同时有助于提高卵巢癌疗效。

## 饮食建议

| 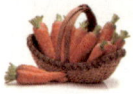 | 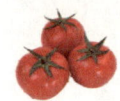 | 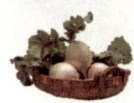 | 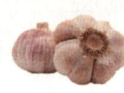 | 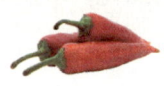 | 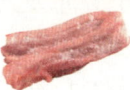 |
|---|---|---|---|---|---|
| ✅ 胡萝卜 | ✅ 西红柿 | ✅ 白萝卜 | ✅ 大蒜 | ❌ 辣椒 | ❌ 腌肉 |

1.多食胡萝卜、西红柿及其他富含胡萝卜素和番茄红素的食物可以降低卵巢癌的发病率。宜吃大蒜,大蒜是公认的防癌食物,能显著降低胃中亚硝酸盐的含量,降低致癌物亚硝酸胺的合成。

2.忌食用烟熏、霉变、含有亚硝酸盐的食物,少吃油炸、辛辣、腌制的食物,不吸烟、不酗酒、不暴饮暴食。

## 佛手瓜炒虾米

**材料：** 佛手瓜100克，虾米30克，蒜末、葱段各少许

**调料：** 盐4克，鸡粉2克，陈醋6毫升，水淀粉4毫升，食用油适量

**做法**

① 洗净去皮的佛手瓜切片。② 佛手瓜入沸水煮至八成熟，捞出。③ 用油起锅，放入蒜、葱爆香，倒入虾米、佛手瓜炒匀，加盐、鸡粉、陈醋调味，倒入水淀粉炒匀。

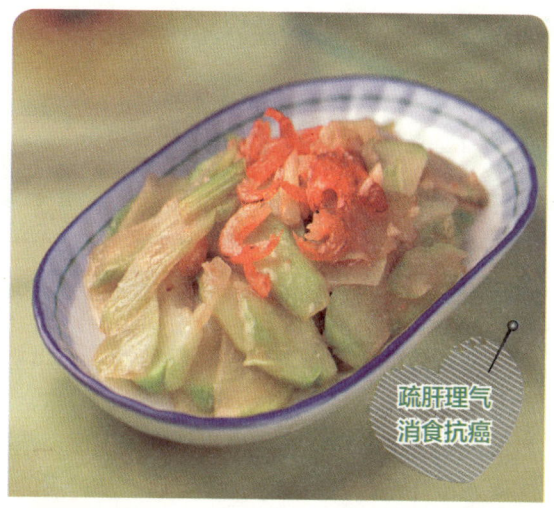

疏肝理气
消食抗癌

## 草菇丝瓜炒虾球

**材料：** 丝瓜130克，草菇100克，虾仁90克，胡萝卜片、姜片、蒜末、葱段各少许

**调料：** 盐3克，鸡粉2克，蚝油6毫升，料酒4毫升，水淀粉、食用油各适量

**做法**

① 草菇洗净切块；丝瓜洗净去皮切段；虾仁洗净去虾线装碗，加入调料腌渍入味。② 草菇焯水后捞出。③ 用油起锅，加入食材、调料，翻炒均匀即成。

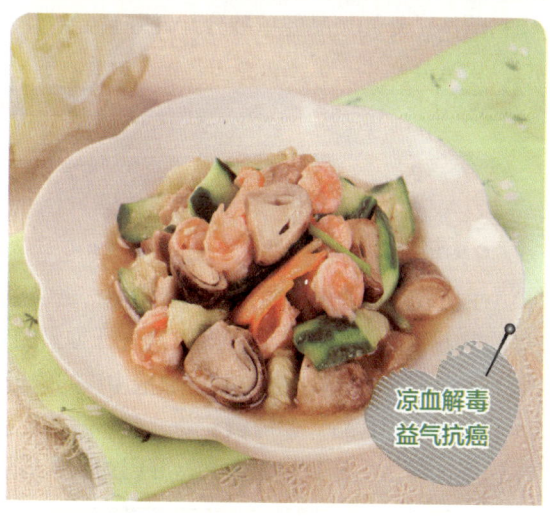

凉血解毒
益气抗癌

# 附件炎

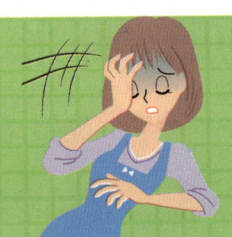

## 病症简介

在女性的内生殖器官中,输卵管、卵巢被统称为子宫附件,因此附件炎是指输卵管和卵巢的炎症。但输卵管、卵巢的炎症常常合并有宫旁结缔组织炎、盆腔腹膜炎,因此盆腔腹膜炎、宫旁结缔组织炎也被划入附件炎范围。附件炎患者身体容易发热,所以要注意多喝水以降低体温。注意加强产后、流产后的个人卫生,保持外阴清洁,勤换内裤和卫生巾,清洗私处的用品要单独分开,并且要对其消毒,同时要注意避免感冒。

## 饮食建议

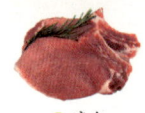 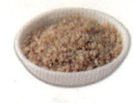 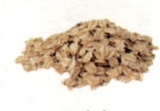 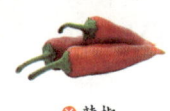 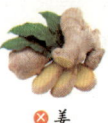 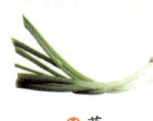

✅ 瘦肉　　✅ 糙米　　✅ 燕麦　　❌ 辣椒　　❌ 姜　　❌ 葱

1.摄取足够的蛋白质,多吃瘦肉类、蛋、豆腐、黄豆等高蛋白质食物,以补充经期所流失的营养素,提高免疫力。多吃富含纤维素的食物,如全谷类、全麦面、糙米、燕麦等食物,可促进不利激素排出,增加血液中镁的含量,调节月经和镇静神经,从而防治附件炎。

2.忌辛辣食品,如辣椒、姜、葱、蒜等,因多食易生燥热,使内脏热毒蕴结,出现牙龈肿痛,口舌生疮,小便短赤,肛门灼热,前后阴痒痛等症状,从而使本病症状加重。

## 茅根红豆粥

**材料**：水发大米150克，水发红豆90克，茅根50克

**调料**：白糖25克

**做法**

① 砂锅中注水烧开，放入洗净的茅根、洗好的红豆，小火煮约15分钟，取出茅根，倒入洗净的大米，小火煮至食材熟透。② 加白糖煮至其溶化，关火后盛出煮好的粥，装入碗中即可。

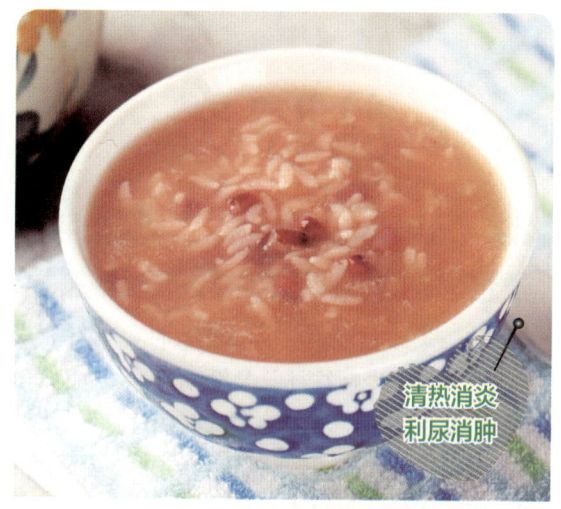

清热消炎 利尿消肿

## 西芹黄花菜炒肉丝

**材料**：西芹80克，水发黄花菜80克，彩椒60克，瘦肉200克，蒜末、葱段各少许

**调料**：盐3克，鸡粉3克，生抽5毫升，水淀粉5毫升，食用油适量

**做法**

① 黄花菜去蒂；彩椒、西芹、瘦肉洗净切丝；瘦肉加调料腌渍入味。② 黄花菜焯水后捞出。③ 用油起锅，加蒜爆香，加食材、调料炒片刻，加葱段炒断生即可。

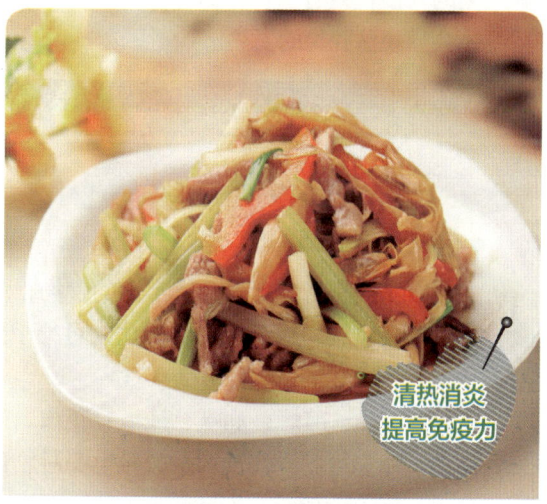

清热消炎 提高免疫力

# 盆腔炎

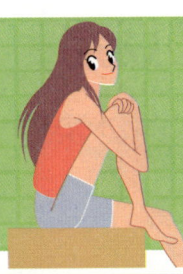

## 病症简介

盆腔炎即盆腔炎症，是指女性盆腔生殖器官、子宫周围的结缔组织及盆腔腹膜的炎症。慢性盆腔炎症往往是急性期治疗不彻底迁延而来，其发病时间长，病情较顽固。细菌逆行感染，通过子宫、输卵管而到达盆腔。但在现实生活中，并不是所有的妇女都会患上盆腔炎，发病只是少数。这是因为女性生殖系统有自然的防御功能，在正常情况下，能抵御细菌的入侵，只有当机体的抵抗力下降，或由于其他原因使女性的自然防御功能遭到破坏时才会导致盆腔炎的发生。

## 饮食建议

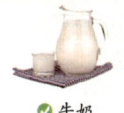 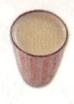 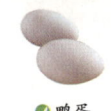 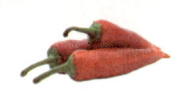 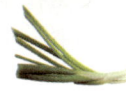 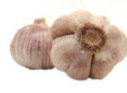

✓ 牛奶　　✓ 豆浆　　✓ 鸭蛋　　✗ 辣椒　　✗ 生葱　　✗ 生蒜

1.宜加强营养。多食蛋白质丰富的食物，如牛奶、豆浆、蛋类、肉类等。发热期间宜食清淡易消化食物，对高热伤津的病人可给予梨汁或苹果汁、西瓜汁等饮用，但不可冰镇后饮用。

2.忌食海鲜、煎烤、油腻、辣椒、花椒、生葱、生蒜、白酒等刺激性食物及饮料。此外，生冷、冰冻等刺激性食物及饮料也要避免食用。

## 梅汁苦瓜

**材料**：苦瓜180克，酸梅酱50克
**调料**：盐3克

**做法**

① 洗好的苦瓜对半切开，去子，切成条，焯水后捞出沥干。② 苦瓜倒入碗中，加入少许盐，搅拌片刻，倒入酸梅酱，搅拌至食材入味，盛出拌好的食材，装入盘中即可食用。

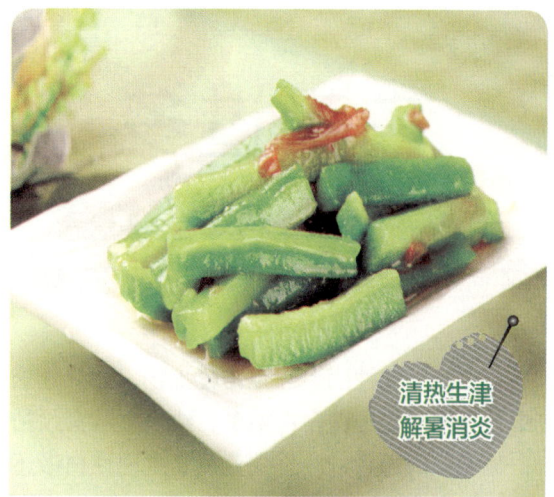

清热生津
解暑消炎

## 冬瓜银耳莲子汤

**材料**：冬瓜300克，水发银耳100克，水发莲子90克
**调料**：冰糖30克

**做法**

① 洗净的冬瓜去皮，切丁；洗好的银耳切块。② 砂锅中注水烧开，入洗净的莲子、银耳煮至熟软，放入冬瓜丁小火再煮15分钟，放入冰糖用小火续煮至冰糖溶化。

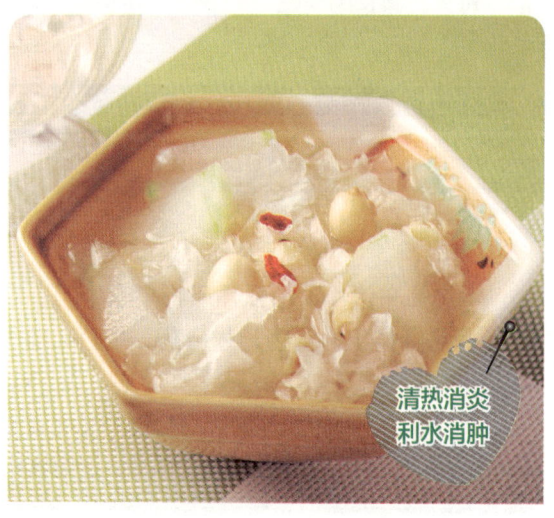

清热消炎
利水消肿

# 白带过多

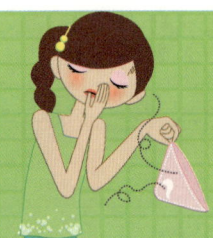

## 病症简介

白带是女性阴道的正常分泌物,如果分泌过多将引起一系列的症状。白带增多的患者中,有些是生理性白带增多,或是正常宫颈黏液,或是正常脱落的阴道上皮细胞,因此对白带增多的患者,应首先分清是生理性白带还是病理性白带。日常生活中要注意外阴的清洁,每天洗澡,勤换贴身的衣物,避免病菌从阴道进入。

## 饮食建议

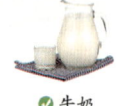  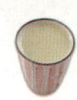 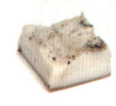 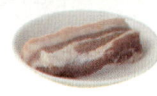 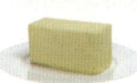

✅ 牛奶　　✅ 山药　　✅ 豆浆　　❌ 猪油　　❌ 肥猪肉　　❌ 牛油

1.宜补充营养,增强体质,多吃牛奶、鸡蛋、豆浆、瘦肉、动物内脏等。宜多吃具有健脾祛湿作用的食物,如山药、扁豆、莲子、白果、薏米、蚕豆、绿豆、黑木耳、豇豆等。

2.忌煎炒、油炸类等燥热性食物。忌甜腻、高糖食物,如猪油、肥猪肉、牛油、羊油、奶油、甜点心、巧克力、奶油蛋糕等,这类食物有助湿增热的作用,会导致白带分泌增多。

## 薏米山药饭

**材料:** 水发大米160克,水发薏米100克,山药160克

**做法**

①洗净去皮的山药切丁。②砂锅中注水烧开,倒入洗好的大米、薏米、山药煮开后用小火煮30分钟至食材熟透,关火后揭开锅盖,盛出煮好的粥,装入碗中即可。

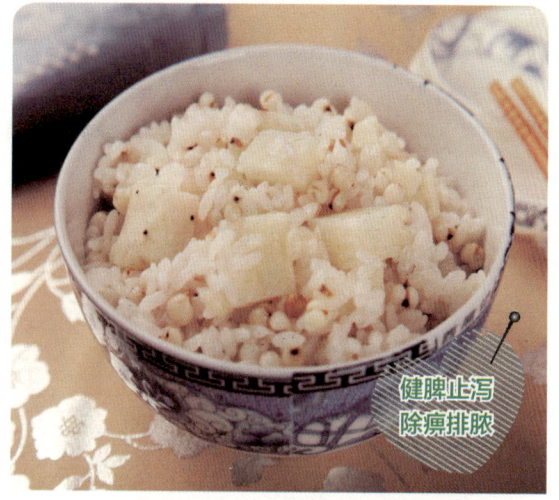

健脾止泻 除痹排脓

## 淮山莲子茯苓糊

**材料:** 水发莲子170克,淮山药40克,茯苓25克,麦芽少许

**调料:** 盐1克

**做法**

①取榨汁机,选择搅拌刀座组合。放入莲子、淮山药、茯苓、麦芽、适量纯净水,选择"搅拌"功能,打碎,倒出装碗。②砂锅中注水烧开,倒入搅拌好的材料,加少许盐,煮至食材呈糊状。

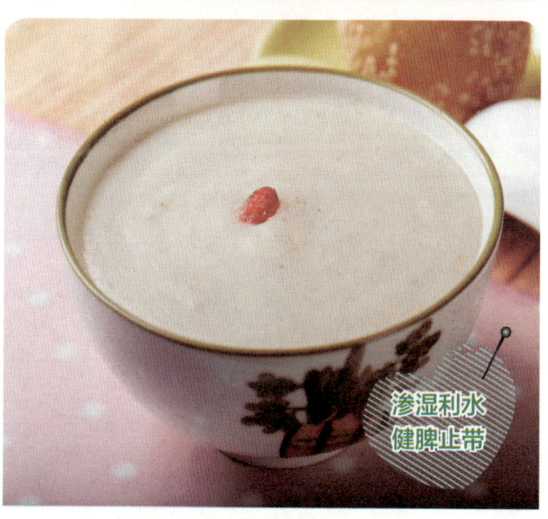

渗湿利水 健脾止带

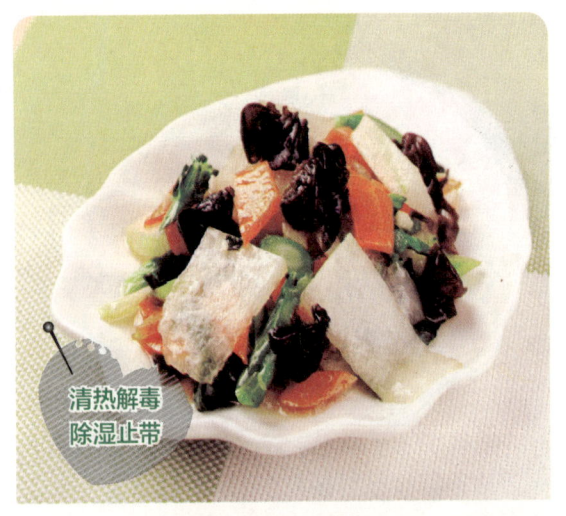

清热解毒
除湿止带

## 芥蓝炒冬瓜
（调理食谱）

**材料：** 芥蓝80克，冬瓜100克，胡萝卜40克，木耳35克，姜片、蒜末、葱段各少许

**调料：** 盐4克，鸡粉2克，料酒4毫升，水淀粉、食用油各适量

**做法**

①去皮胡萝卜、木耳切片；冬瓜洗净切片；洗净的芥蓝切段。②胡萝卜、木耳、芥蓝、冬瓜焯水后捞出。③用油起锅，放入食材、调料炒匀即成。

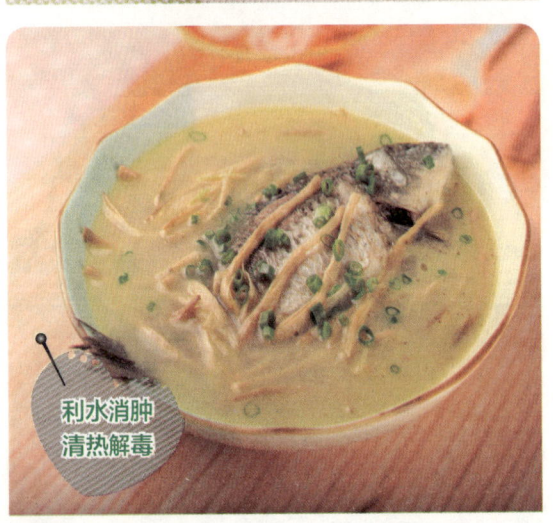

利水消肿
清热解毒

## 黄花菜鲫鱼汤
（调理食谱）

**材料：** 鲫鱼350克，水发黄花菜170克，姜片、葱花各少许

**调料：** 盐3克，鸡粉2克，料酒10毫升，胡椒粉少许，食用油适量

**做法**

①用油起锅，加姜爆香，放入处理干净的鲫鱼，煎出焦香味，盛出。②锅中倒开水，加入鲫鱼、料酒，加盐、鸡粉、胡椒粉、黄花菜，用中火煮3分钟盛出，撒上葱花即可。

## 山药甲鱼汤

**材料：** 甲鱼块700克，山药130克，姜片45克，枸杞20克

**调料：** 料酒20毫升，盐2克，鸡粉2克

**做法**

①洗净去皮的山药切片。②甲鱼块氽去血水，捞出沥干。③砂锅中注水烧开，入枸杞、姜片、甲鱼块、料酒烧开后用小火炖20分钟，入山药用小火炖至食材熟透，入盐、鸡粉调味盛出，装入汤碗中即可。

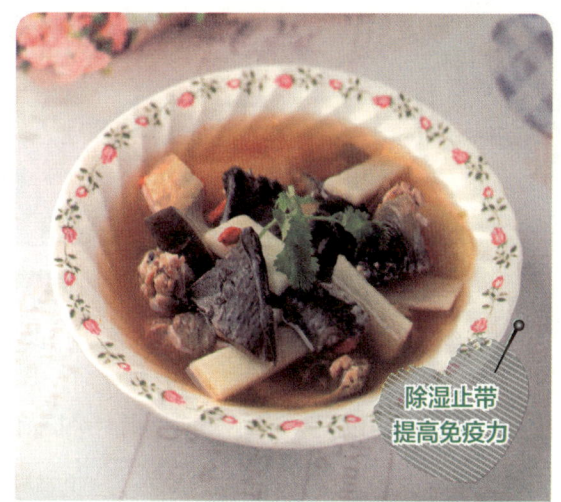

除湿止带
提高免疫力

## 白果覆盆子猪肚汤

**材料：** 白果90克，覆盆子20克，猪肚400克，姜片、葱段各少许

**调料：** 盐、鸡粉、料酒、胡椒粉各适量

**做法**

①处理好的猪肚切条块。②猪肚氽水捞出。③砂锅中注水烧热，放入洗净的白果、覆盆子、姜片、猪肚、料酒，烧开后小火炖至熟透，加盐、鸡粉、胡椒粉再煮片刻盛出，装入汤碗中，撒上葱段即可。

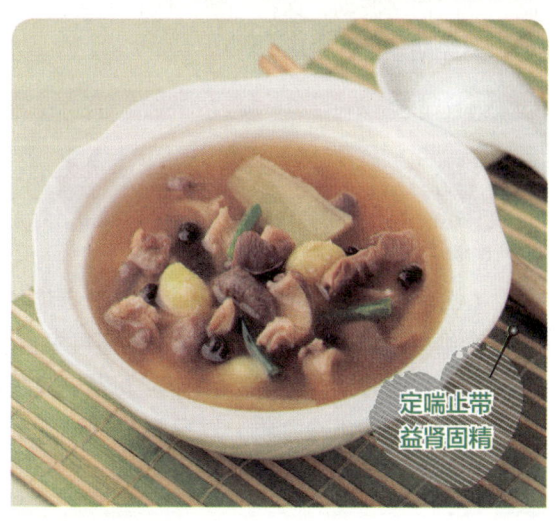

定喘止带
益肾固精

# 月经先期

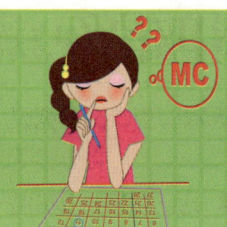

## 病症简介

月经不调通常泛指各种原因引起的月经改变,包括月经的周期、经期、经色、经质等失去了正常的规律性,主要包括月经先期、月经后期、月经先后不定期、月经过多、月经过少、经间期出血等。月经先期是指月经提前7天以上,甚至半月行经一次,连续出现两个周期以上者。女性应注意经期及产后卫生,注意保暖,劳逸结合,切勿过劳;应尽量控制剧烈的情绪波动,保持心情愉快;月经前期和行经中不宜参加太重的劳动和太激烈的活动;月经期禁止性生活。

## 饮食建议

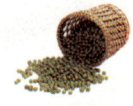 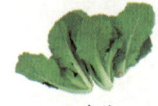 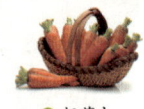 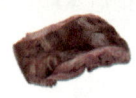 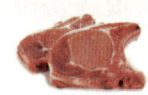 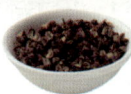

✓ 绿豆　　✓ 青菜　　✓ 胡萝卜　　✗ 狗肉　　✗ 羊肉　　✗ 花椒

1.饮食宜清淡、易消化,多食绿豆、青菜、胡萝卜、西红柿、莲藕、草莓、樱桃、苹果等富含维生素、碳水化合物的食物;还可多食活血补血的食物,如当归、三七、山药、黄芪、乌鸡、土鸡、羊肉、五灵脂、益母草、鸡血藤、鳝鱼、龙眼、桂圆、红糖、米酒等。

2.少食寒凉生冷食物,以免耗气损阳,加重月经不调症状;忌食油腻、温热动火之物,如狗肉、羊肉、花椒、辣椒等。

## 丝瓜绿豆粥

**材料**：丝瓜150克，水发绿豆90克，水发大米150克

**做法**

① 洗净的丝瓜切成丁，备用。② 锅中注水烧开，倒入洗净的绿豆、大米，拌匀，用小火煮约30分钟至食材熟透，倒入丝瓜丁，搅拌匀，用小火续煮约10分钟至丝瓜熟软。③ 盛出煮好的粥，装入碗中即可。

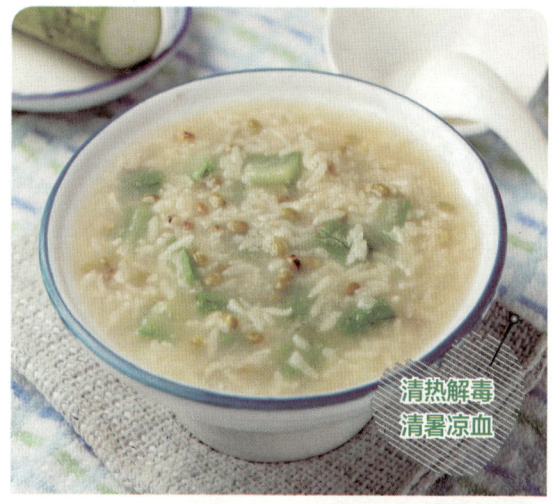

清热解毒 清暑凉血

## 莲藕红豆瘦肉汤

**材料**：猪瘦肉160克，红豆60克，莲藕100克，姜片、葱段、蒲公英各少许

**调料**：料酒4毫升，盐2克

**做法**

① 莲藕洗净去皮切块；猪瘦肉洗净切丁。② 锅中注水烧热，倒入瘦肉丁、姜片、葱段、蒲公英、料酒，烧开后用小火煮约30分钟，倒入莲藕，小火续煮至食材熟透，加入盐，拌匀调味。③ 盛出汤料即可。

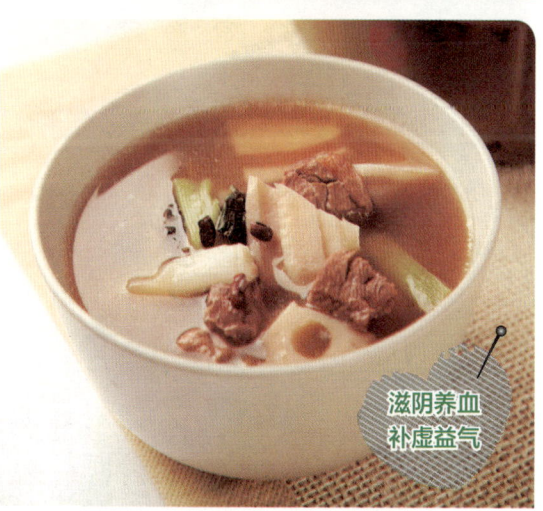

滋阴养血 补虚益气

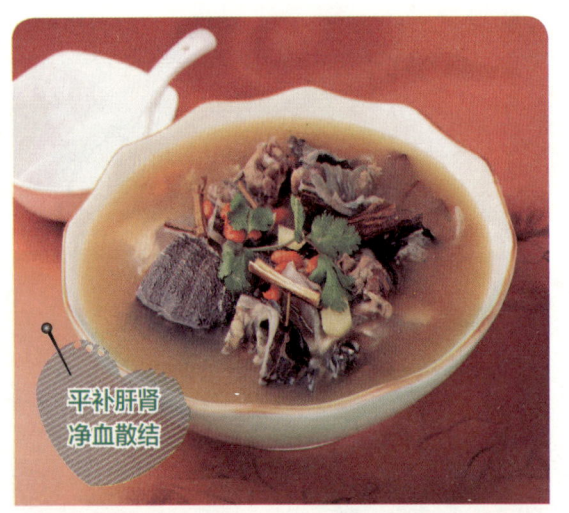

平补肝肾
净血散结

### 枸杞青蒿甲鱼汤

**材料：** 甲鱼块600克，枸杞10克，青蒿8克，地骨皮10克，姜片少许

**调料：** 鸡汁10毫升，料酒16毫升，盐2克，鸡粉2克

**做法**

① 甲鱼块汆水捞出。② 锅中注水烧开，放入青蒿、地骨皮、姜片、枸杞、甲鱼块、鸡汁、料酒拌匀，烧开后小火煮至熟透，放入盐、鸡粉拌匀。③ 盛出汤料即可。

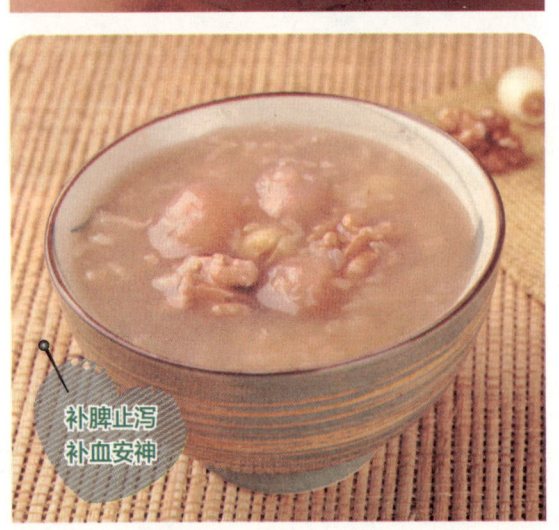

补脾止泻
补血安神

### 莲子核桃桂圆粥

**材料：** 水发糙米160克，莲子50克，桂圆肉30克，核桃仁25克

**做法**

① 砂锅中注入适量清水烧开，放入洗好的莲子、桂圆肉、核桃仁、糙米，搅拌均匀。② 盖上盖，用小火煮约30分钟至食材熟透，揭开盖，搅拌均匀，略煮片刻。③ 关火后盛出煮好的粥，装入碗中即可。

## 淡菜何首乌乌鸡汤

**材料:** 淡菜50克,何首乌10克,陈皮7克,鸡腿180克,姜片少许

**调料:** 料酒10毫升,鸡粉2克

**做法**

① 锅中注水烧开,倒入鸡腿,搅散,煮至沸,汆水捞出。② 锅中注水烧开,放入鸡腿、淡菜、何首乌、陈皮、姜片、料酒,烧开后小火续煮至熟透,放入盐、鸡粉,搅拌片刻至食材入味。③ 盛出汤料即可。

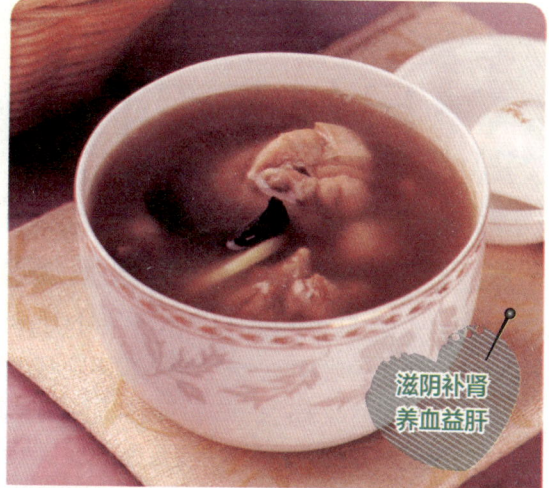

滋阴补肾 养血益肝

## 当归鳗鱼汤

**材料:** 鳗鱼块400克,姜片20克,当归、黄芪各10克,枸杞8克

**调料:** 盐、鸡粉、胡椒粉、食用油各适量

**做法**

① 热锅注油烧热,放入鳗鱼块拌匀,中火略炸至肉质呈金黄色捞出。② 锅中注水烧开,倒入姜片、当归、黄芪、枸杞、鳗鱼块,煮沸后小火炖煮至食材熟透,加盐、鸡粉、胡椒粉拌匀,续煮入味盛出即成。

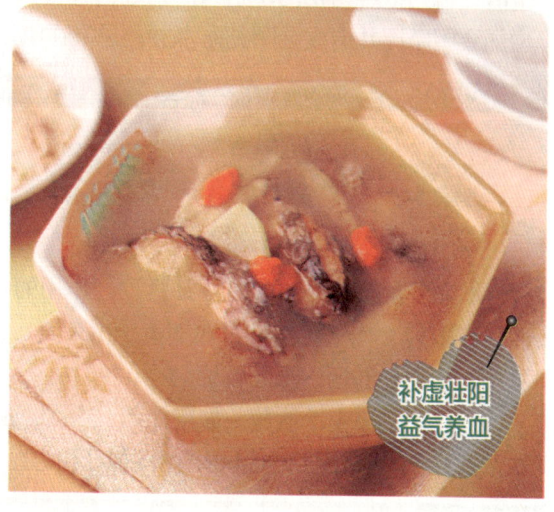

补虚壮阳 益气养血

# 月经后期

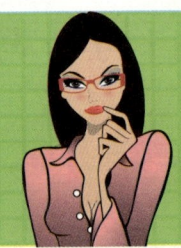

## 病症简介

月经周期延后7天以上,甚至3～5个月,并持续两个周期以上称为"月经后期"。中医认为,月经后期有虚、实之分,虚者大多由于血虚、肾虚、虚寒造成精血不足,血海不能如期满溢而月经来迟;实者多因抑郁或外感寒邪引起血寒、气滞,从而导致气血运行迟滞,血海无法如期满溢而致经迟。经常艾灸关元穴、肾俞穴可有效改善此病。女性经期忌坐浴,否则很容易使污水进入子宫腔内并导致炎症;忌穿紧身裤,否则会影响血液循环,增加会阴摩擦并造成会阴充血水肿;忌高声唱歌,否则会导致声音嘶哑。

## 饮食建议

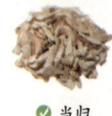 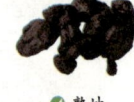 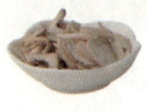  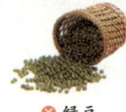 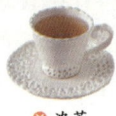

✅ 当归　　✅ 熟地　　✅ 白芍　　❌ 西瓜　　❌ 绿豆　　❌ 浓茶

1.宜多食具有补益气血、补肾调经作用的食物,如当归、熟地、白芍、益母草、鸡血藤、龙眼肉、枸杞、杜仲、熟地黄、山茱萸、人参、当归、山药、炙甘草、羊肉、牛肉、猪肝、猪心、红糖、干荔枝等。

2.忌食寒凉生冷食物,如凉拌菜、冷饮、西瓜、绿豆等,以免经脉壅滞,血行不畅;忌饮浓茶,浓茶、咖啡碱含量高,刺激神经和心血管,易产生痛经、经期延长和经血过多。

## 当归益母草鸡蛋汤

**材料：** 鸡蛋2个，红豆35克，花生米40克，当归、益母草各少许

**调料：** 红糖30克

**做法**

① 纱布袋中放当归、益母草，系紧袋口，制成药袋待用。② 锅中注水烧热，放药袋、红豆、花生米拌匀，烧开后小火煮熟，拣出药袋，打入鸡蛋，大火煮熟，倒红糖，煮至溶化。③ 盛出煮好的汤即可。

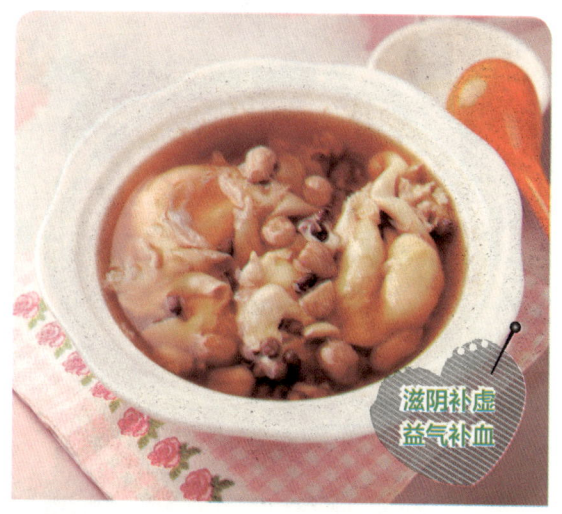

滋阴补虚
益气补血

## 芡实莲子煲猪心

**材料：** 猪心270克，水发莲子50克，水发芡实60克，蜜枣、枸杞、姜片各少许

**调料：** 盐、鸡粉各2克，料酒适量

**做法**

① 猪心洗净切块。② 锅中注水烧开，倒猪心、料酒拌匀，氽煮片刻捞出。③ 锅中注水烧热，放入莲子、芡实、姜片、蜜枣，煮10分钟，倒猪心拌匀，煮开后小火煮熟，倒枸杞、盐、鸡粉，拌至入味即可。

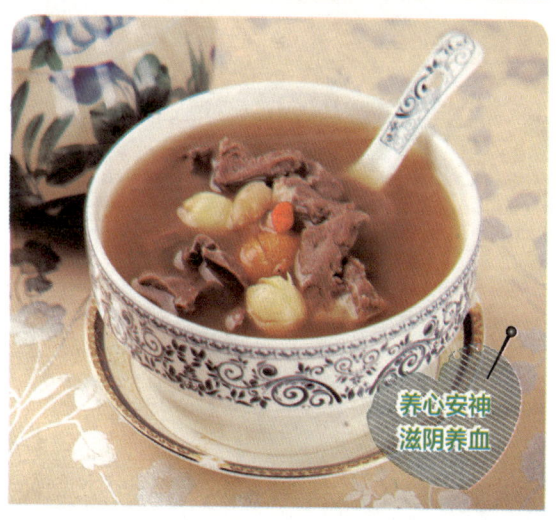

养心安神
滋阴养血

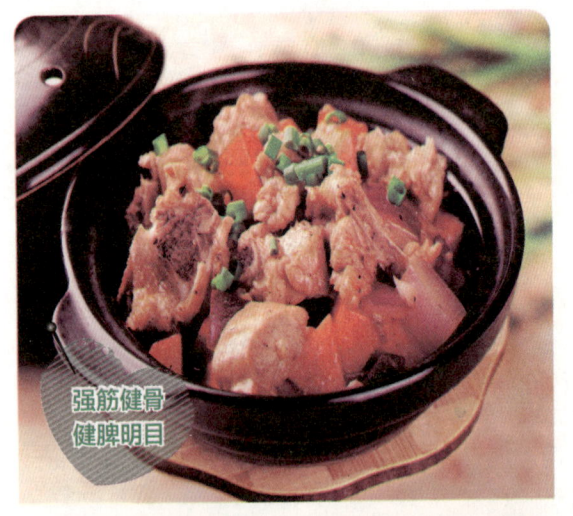

强筋健骨
健脾明目

## 洋葱排骨煲

**材料：** 排骨300克，洋葱60克，胡萝卜80克，蒜末、葱花各少许

**调料：** 盐2克，白糖2克，生抽10毫升，料酒18毫升，水淀粉5毫升，食用油适量

**做法**

①食材洗净切块；排骨氽水捞出。②用油起锅，放蒜末，爆香，倒食材、调料、水，小火焖熟，炒匀。③盛出装入砂煲中，置旺火上烧热，撒葱花，取下即可。

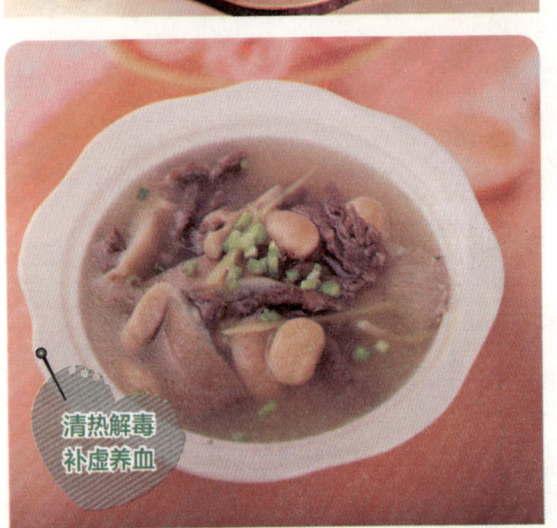

清热解毒
补虚养血

## 芸豆平菇牛肉汤

**材料：** 牛肉120克，水发芸豆100克，平菇90克，姜丝、葱花各少许

**调料：** 盐3克，鸡粉2克，生抽3毫升，水淀粉、食用油各适量

**做法**

①食材洗净切好。②肉片加调料，腌渍入味。③锅中注水烧开，倒入芸豆、姜丝，小火煮软，加入调料、平菇，拌匀煮沸，放入牛肉片，煮熟盛出，撒葱花即成。

## 山药羊肉汤

**材料：** 羊肉块300克，山药块250克，葱段、香菜、姜片各少许

**调料：** 盐、鸡粉各少许

**做法**

① 锅中注水烧开，倒入羊肉块，汆去血水，洗净备用。② 锅中注水烧开，倒入山药块、葱段、姜片、羊肉，搅拌均匀，大火烧开后转至小火炖煮约40分钟，加盐、鸡粉调味，盛出撒上香菜即可。

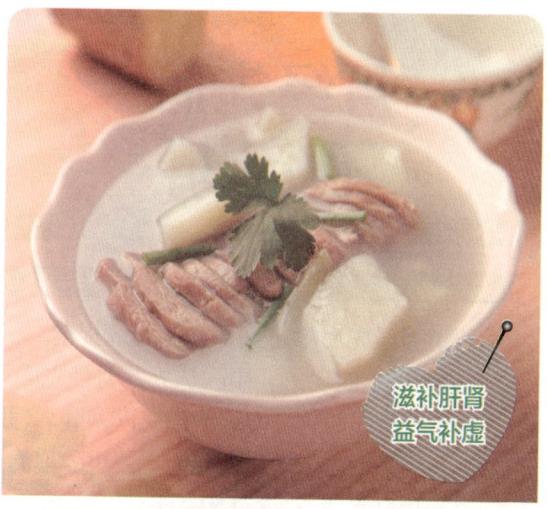

滋补肝肾 益气补虚

## 玫瑰汤圆

**材料：** 糯米粉600克，澄面200克，猪油150克，玫瑰花25克，花生200克，枸杞少许

**调料：** 白糖150克，食用油少许

**做法**

① 澄面中放水、糯米粉、猪油，揉匀制成糯米团。② 花生米入油锅炒红盛出，与玫瑰花一同磨碎，加白糖、猪油制成馅料；糯米团分成小剂子，加馅料制成汤圆生坯。③ 将汤圆煮熟，加枸杞、白糖拌匀即可。

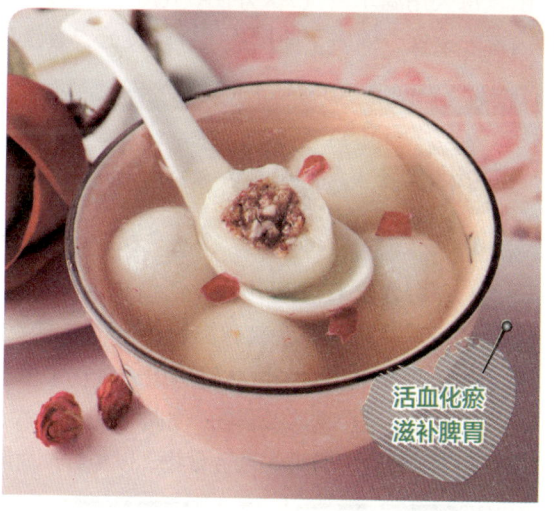

活血化瘀 滋补脾胃

# 月经先后不定期

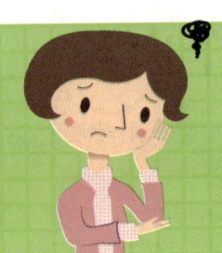

## 病症简介

所谓月经先后不定期，是指月经提前7天以上或一月两至，或延后7天以上，并且连续3个周期以上的现象。中医认为，月经先后不定期多由肝肾失常，冲任失调造成，主要分为肝郁和肾虚两种证型，治疗应以调肝、理脾、益肾为主。月经先后无定期，若伴有经期紊乱及经量增多，常可发展为更严重的崩漏。女性应适当清洗外阴；月经期应勤换卫生巾，每天用温水清洗2次外阴；毛巾使用后要晒干或在通风处晾干，最好在太阳下暴晒；内裤要柔软、棉质，通风透气性能良好，勤洗勤换，换洗的内裤要放在阳光下晒干。

## 饮食建议

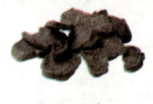 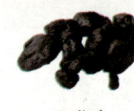 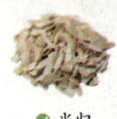 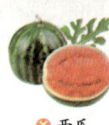 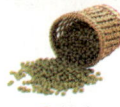 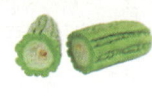

✅ 首乌　　✅ 熟地　　✅ 当归　　❌ 西瓜　　❌ 绿豆　　❌ 苦瓜

1.宜多食具有滋阴补肾、活血化瘀作用的食物，如首乌、熟地、当归、山茱萸、郁金、益母草、玫瑰花、鹌鹑肉、鸽肉、乌鸡、牛肉、甲鱼等；月经期应增加维生素和微量元素的摄入，维生素$B_6$可减轻焦虑，食物来源有肉类、全谷类、绿叶蔬菜等。

2.患者平常忌吃冰镇食物，如冰激凌、冷饮、冰镇水果等；少吃寒凉生冷食物，如凉拌菜以及西瓜、绿豆、苦瓜等寒性食物，以免经期血脉壅滞，血行不畅，加重月经不调症状。

## 桑葚黑豆黑米粥

**材料：** 桑葚15克，水发黑豆20克，水发黑米50克，水发大米50克
**调料：** 冰糖10克
**做法**

① 锅中注水烧开，倒入洗好的桑葚，用小火煮15分钟至其析出有效成分后捞出。② 倒入洗好的黑豆、黑米、大米拌匀，用小火煮至食材熟透，放入冰糖拌匀，煮至冰糖溶化。③ 把煮好的粥盛出，装入碗中即可。

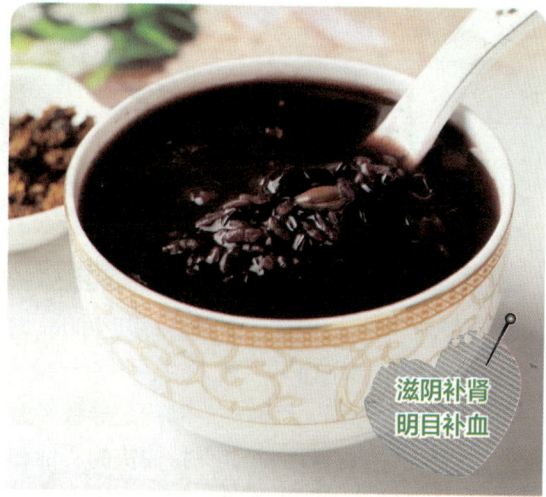

滋阴补肾 明目补血

## 佛手郁金炖乳鸽

**材料：** 佛手15克，郁金10克，枸杞8克，姜片、葱条、香菜各少许，乳鸽300克
**调料：** 盐2克，鸡粉2克，料酒10毫升
**做法**

① 乳鸽汆水捞出。② 锅中注水烧开，放入备好的药材，加入姜片、葱条、乳鸽、料酒，烧开后用小火炖至食材熟透，放入盐、鸡粉，拌匀，略煮片刻，至食材入味，挑出葱条。③ 盛出，撒上香菜即可。

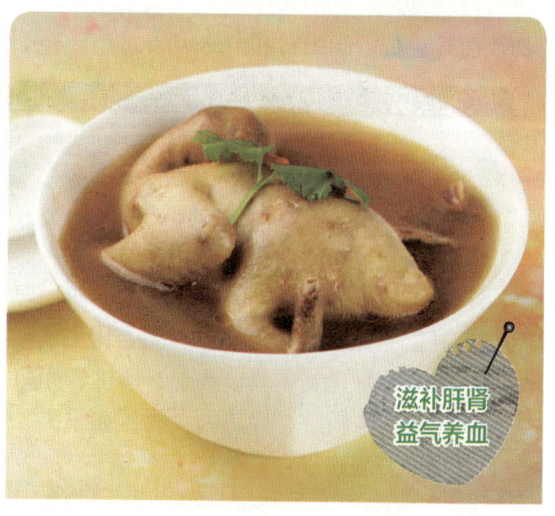

滋补肝肾 益气养血

# 月经过多

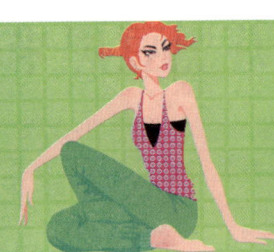

## 病症简介

月经周期基本正常,但经量较以往明显增多者,称为月经过多,相当于西医的排卵型功能失调性子宫出血。一般来说,正常经量为20~60毫升,超过80毫升即为月经过多。中医认为,冲任不固,经血失于制约是导致经血过多的病因,分为气虚、血瘀和血热三种证型。女性要注意自我调养,保持愉快的心情和乐观的情绪;在经期、产后更要重视卫生,保持外阴部清洁,防止感染;根据气候变化适当增减衣被,不要过冷,以免招致外邪,损伤气血;重视节制生育和节欲防病。

## 饮食建议

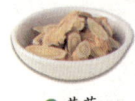  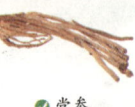 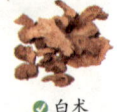 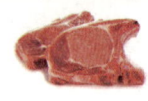 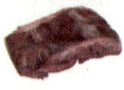 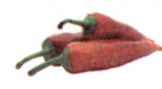

✅ 黄芪　　✅ 党参　　✅ 白术　　❌ 羊肉　　❌ 狗肉　　❌ 辣椒

1.宜多食具有补气、活血化瘀、凉血止血作用的食物,如黄芪、党参、白术、山药、乌鸡、乳鸽、当归、益母草、丹参、田七、桃仁、五灵脂、川芎、红花、延胡索、墨鱼、甲鱼、乌鸡、鳝鱼、木耳、葡萄、樱桃、赤芍、生地、甲鱼、绿豆、苋菜、马齿苋等。

2.忌食辛辣刺激、燥热的食物,如羊肉、狗肉、辣椒、花椒等;忌肥甘油腻、生冷寒凉的食物,忌暴饮暴食。

## 桂圆阿胶红枣粥

**材料：** 水发大米180克，桂圆肉30克，红枣35克，阿胶15克

**调料：** 白糖30克，白酒少许

**做法**

① 锅中注水烧开，倒入大米，搅拌匀，加入红枣、桂圆，小火煮30分钟至其熟软，加入阿胶，倒入白酒，拌匀。② 用小火续煮10分钟，加入白糖，拌匀，煮至溶化。③ 关火后盛出煮好的粥，装入碗中即可。

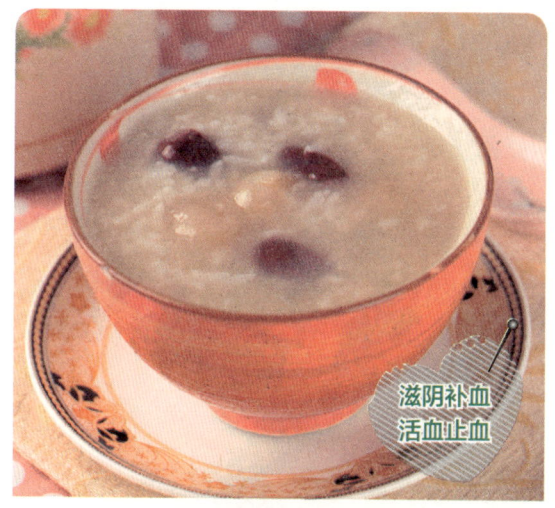

滋阴补血 活血止血

## 红烧牛肚

**材料：** 牛肚200克，彩椒20克，青蒜、姜片、蒜末各少许

**调料：** 盐3克，料酒10毫升，豆瓣酱10克，生抽、鸡粉、水淀粉、食用油各适量

**做法**

① 彩椒、牛肚洗净切块；青蒜洗净切段。② 牛肚汆水捞出。③ 用油起锅，倒入青蒜、姜片、蒜末，爆香，倒入彩椒、牛肚、调料，拌炒片刻入味，盛出即可。

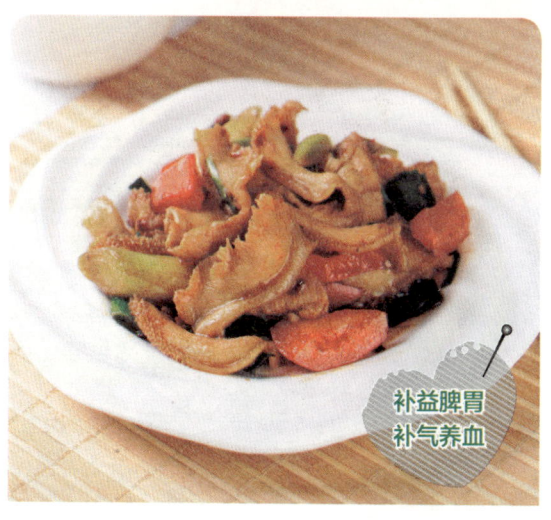

补益脾胃 补气养血

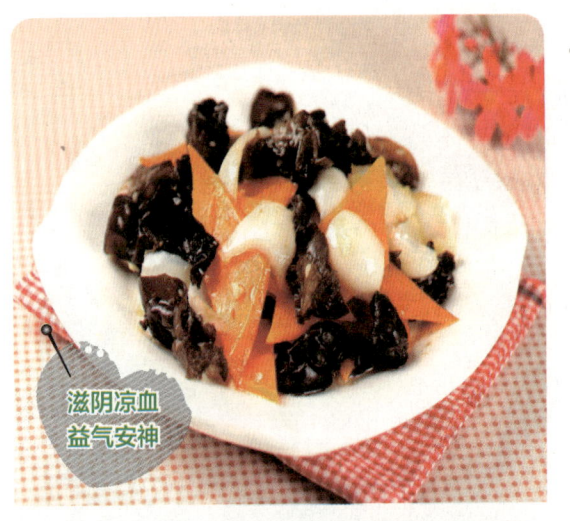

滋阴凉血 益气安神

## 木耳炒百合

**材料**：水发木耳50克，鲜百合40克，胡萝卜70克，姜片、蒜末、葱段各少许

**调料**：盐3克，鸡粉2克，料酒3毫升，生抽4毫升，水淀粉、食用油各适量

**做法**

①食材洗净切好。②胡萝卜片、木耳焯水后捞出。③用油起锅，放入配料爆香，倒食材、料酒，炒至熟透，小火加入盐、鸡粉、生抽、水淀粉，炒至食材入味即成。

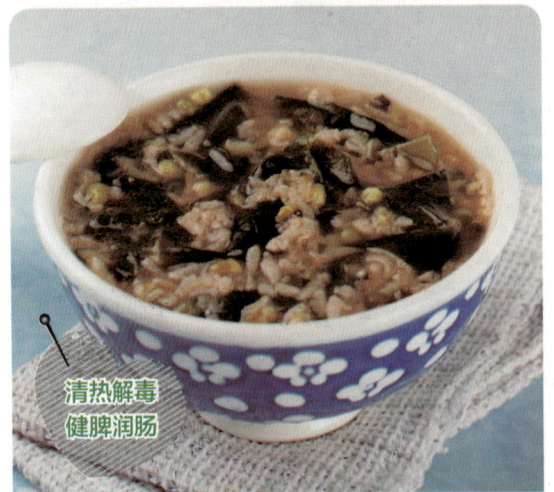

清热解毒 健脾润肠

## 海藻绿豆粥

**材料**：水发大米150克，水发绿豆100克，水发海藻90克

**调料**：盐少许

**做法**

①锅中注水烧开，倒入绿豆、大米，搅拌散开，煮沸后用小火煲煮约60分钟，至米粒变软，撒上海藻，拌匀。②转中火续煮片刻，至食材熟透，加入盐，拌煮至米粥入味。③关火后盛出煮好的绿豆粥即可。

## 益母草瘦肉红米粥

**材料：** 水发大米120克，水发红米80克，猪瘦肉50克，益母草少许

**做法**
①洗好的猪瘦肉切丁。②锅中注水烧开，倒入益母草，搅匀，烧开后用小火煮约20分钟至其析出有效成分，捞出药材，倒入瘦肉，拌匀，煮至变色，倒入红米、大米拌匀，烧开后用小火煮约30分钟至食材熟透。③关火后将煮好的粥盛出即可。

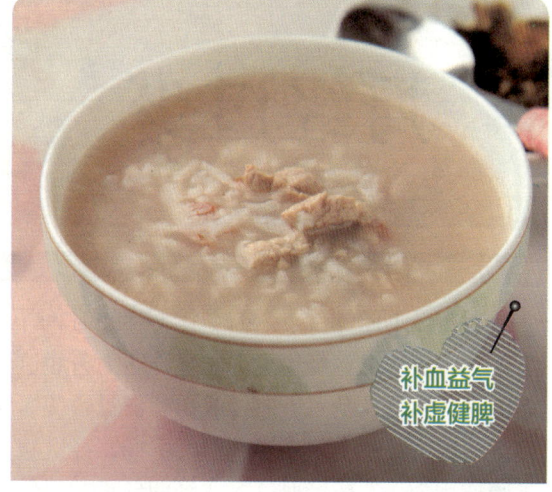

补血益气
补虚健脾

## 百合葡萄糖水

**材料：** 葡萄100克，鲜百合80克
**调料：** 冰糖20克

**做法**
①洗净的葡萄剥去果皮，把果肉装入小碗中，待用。②锅中注水烧开，倒入百合、葡萄，煮沸后转小火煮约10分钟，至食材析出营养物质。③取下盖子，倒入冰糖，搅拌匀，用大火续煮至糖分完全溶化，盛出即成。

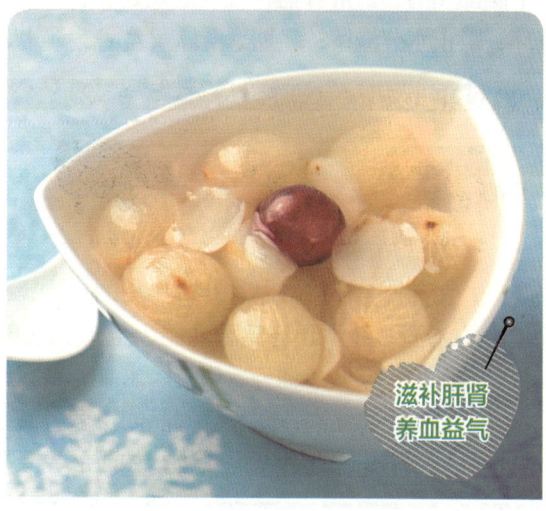

滋补肝肾
养血益气

# 月经过少

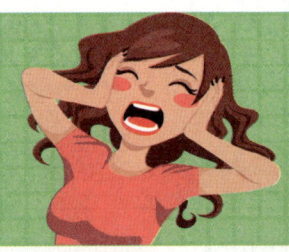

## 病症简介

月经周期正常,经量减少或行经时间不足2天,甚至点滴即净,均称为"月经过少"。一般来说,经量少于20毫升即为月经过少。中医认为月经过少有虚、实之分,虚者多由素体羸弱,精亏失血,或伤脾伤肾致使血海亏虚,经量减少;实者多因瘀血内停,或痰湿堵塞,经脉受阻而导致血行不畅,经量减少。女性经期勿提重物,勿做剧烈运动以免下腹部用力,造成经血过多或经期延长,但做适度温和的运动,可放松肌肉,促进血液循环,阻止水分滞留;经期忌游泳及盆浴、涉水、淋雨。

## 饮食建议

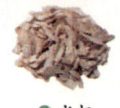 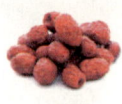 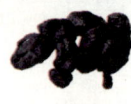 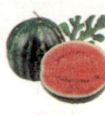 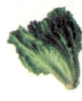 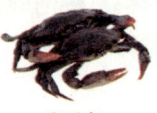

✅ 当归   ✅ 大枣   ✅ 熟地   ❌ 西瓜   ❌ 生菜   ❌ 螃蟹

1.宜食具有补益气血、补肾作用的食物,如当归、大枣、熟地、枸杞、首乌、山药、生地、米酒、红酒、乌鸡、乳鸽、土鸡、鳝鱼、墨鱼、甲鱼、牛肉、红糖、小米、干荔枝、桂圆肉、桑葚、葡萄、银耳、木耳、猪腰、干贝、蛤蜊等。

2.忌多盐、红肉,减少乳制品的摄取,减少含糖食品、加工食品、垃圾食物的摄入;禁止抽烟喝酒;忌生冷寒凉食物,如西瓜、凉拌菜、冰淇淋、螃蟹、田螺等。

## 阿胶牛肉汤

**材料**：阿胶8克，姜片25克，牛肉150克
**调料**：米酒15毫升，盐2克

**做法**

①洗净的牛肉切成片。②锅中注水烧开，倒入牛肉，拌匀，煮至沸，氽去血水，捞出待用。③锅中注水烧开，倒入牛肉片、姜片、米酒，烧开后用小火煮40分钟，至食材熟透，放入阿胶，搅拌匀，煮至溶化，放入盐，拌匀即可。

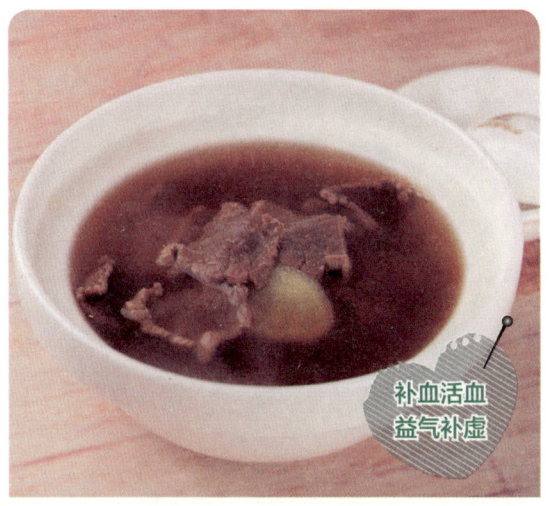

补血活血
益气补虚

## 莲藕猪心煲莲子

**材料**：猪心120克，口蘑100克，莲藕块80克，莲子30克，火腿10克，姜片、葱花各少许，高汤适量
**调料**：盐2克，食用油适量

**做法**

①口蘑、猪心分别氽水捞出。②砂锅置火上注油，放入姜片爆香，倒入食材炒匀，注入高汤，大火烧开后转小火煮熟，加盐，拌煮入味。③盛出撒上葱花即可。

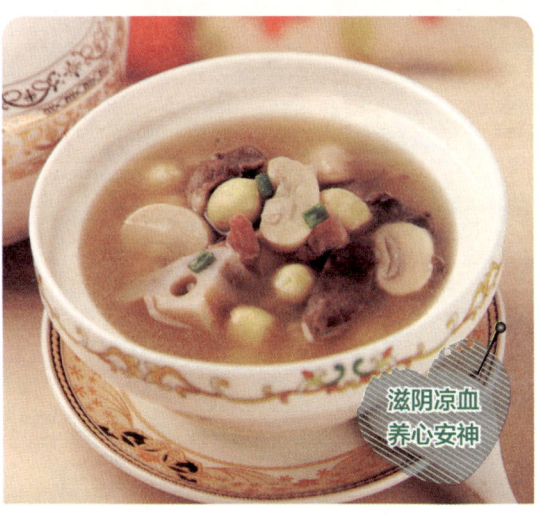

滋阴凉血
养心安神

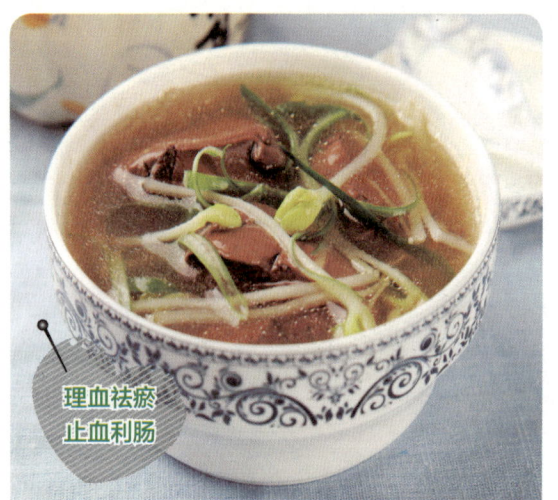

理血祛瘀 止血利肠

## 黄豆芽猪血汤

**材料：** 猪血270克，黄豆芽100克，姜丝、葱丝各少许

**调料：** 盐、鸡粉、芝麻油、胡椒粉各适量

**做法**

① 洗净的猪血切块。② 锅中注水烧热，倒入猪血、姜丝拌匀，用中小火煮10分钟，加入盐、鸡粉、黄豆芽拌匀，用小火煮2分钟至熟，放入胡椒粉、芝麻油，拌匀入味。③ 盛出猪血汤，放上葱丝即可。

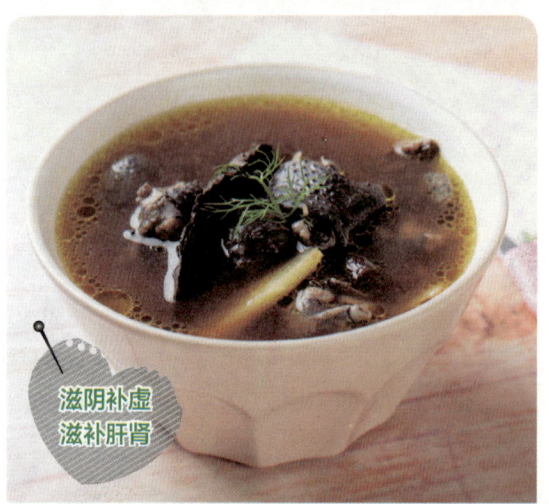

滋阴补虚 滋补肝肾

## 生地炖乌鸡

**材料：** 乌鸡肉35克，生地、当归各10克，姜片各少许

**调料：** 料酒少许，盐2克，鸡粉2克

**做法**

① 锅中注水烧开，倒入乌鸡肉，汆水捞出。② 锅中注水烧开，放入当归、生地，倒入乌鸡肉、姜片、料酒，烧开后用小火炖煮约1小时至食材熟透，加盐、鸡粉，拌匀入味。③ 盛出汤料，撒上葱花即可。

## 茯苓枸杞山药粥

**材料：** 山药150克，水发大米150克，茯苓8克，枸杞5克

**调料：** 红糖25克

**做法**

①洗净的山药切丁。②锅中注水烧开，倒入大米、茯苓拌匀，用小火煮30分钟至大米熟软，放入枸杞、山药搅匀，用小火续煮至粥浓稠，撇去浮沫，加入红糖，拌匀调味。③盛出煮好的粥，装碗中即可。

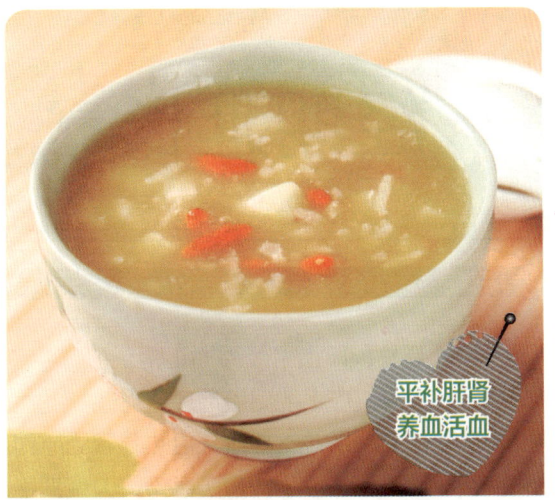

平补肝肾 养血活血

## 薏米荷叶山楂茶

**材料：** 山楂15克，炒薏米30克，荷叶、枸杞各少许

**做法**

①洗净的山楂切去头尾，切开，去核，备用。②砂锅中注入适量清水烧开，倒入备好的薏米、荷叶、枸杞、山楂，搅拌均匀，烧开后用小火煮约15分钟至药材析出有效成分。③关火后盛出煮好的茶水，倒入杯中，趁热饮用即可。

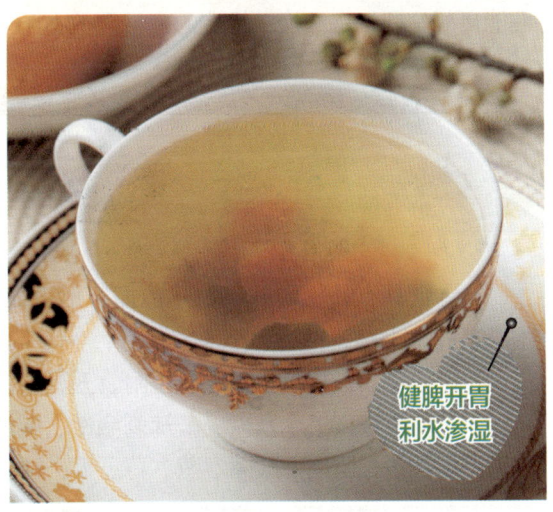

健脾开胃 利水渗湿

# 经期延长

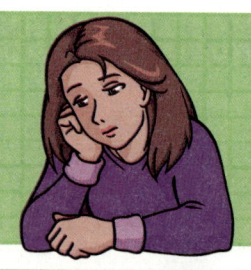

## 病症简介

经期延长，即指月经周期正常，但行经时间超过7天甚至淋漓半月才干净。中医认为经期延长多因气虚不能固摄冲任，血热扰乱血海，血行不畅所致，临床以气虚、血热、血瘀为多见，治法以益气养血、清热补肾为原则。女性经期应保持精神愉快，避免精神刺激和情绪波动；注意卫生，预防感染，月经期绝对不能同房；内裤要柔软、棉质，通风透气性能良好，要勤洗勤换，换洗的内裤要放在阳光下晒干。

## 饮食建议

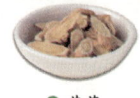   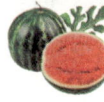 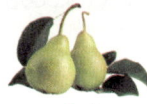 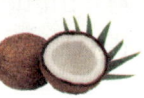

✅ 黄芪　　✅ 党参　　✅ 山药　　❌ 西瓜　　❌ 梨　　❌ 椰子

1.宜食具有补气健脾、清热凉血、活血化瘀作用的食物，如黄芪、党参、山药、白术、猪肚、土鸡、乌鸡、小米、赤芍、生地、丹皮、白茅根、竹叶、芹菜、茄子、油菜、苋菜、马齿苋、益母草、田七、香附、五灵脂、当归、川芎、桃仁等。

2.忌食油炸、生冷寒凉、辛辣刺激性、腌渍食品，如西瓜、梨、椰子、螃蟹、田螺、冰淇淋、油条、腊肉、酸菜、葱、蒜、姜、辣椒、花椒、芥末等。

## 马齿苋生姜肉片粥

**材料：** 水发大米120克，马齿苋60克，猪瘦肉75克，姜块40克

**调料：** 盐、鸡粉各2克，料酒4毫升，胡椒粉1克，水淀粉8毫升，芝麻油4毫升

**做法**

① 食材洗净切好。② 肉片加调料，腌渍片刻。③ 锅中注水烧热，倒入大米，烧开后小火煮约20分钟，倒马齿苋，中火煮约5分钟，倒瘦肉、姜丝、调料，拌匀即可。

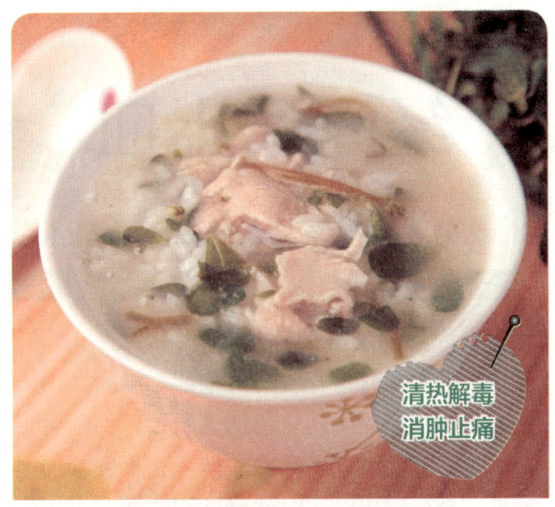

清热解毒
消肿止痛

## 香菇肉末蒸鸭蛋

**材料：** 香菇45克，鸭蛋2个，肉末200克，葱花少许

**调料：** 盐、鸡粉、生抽、食用油各适量

**做法**

① 香菇洗净切粒。② 鸭蛋入碗中搅散，加入盐、鸡粉、温水拌匀；肉末炒变色，加香菇粒、调料炒匀。③ 蛋液放烧开的蒸锅中小火蒸至凝固，香菇肉末放蛋羹上，再以小火蒸熟取出，放葱花，浇熟油即可。

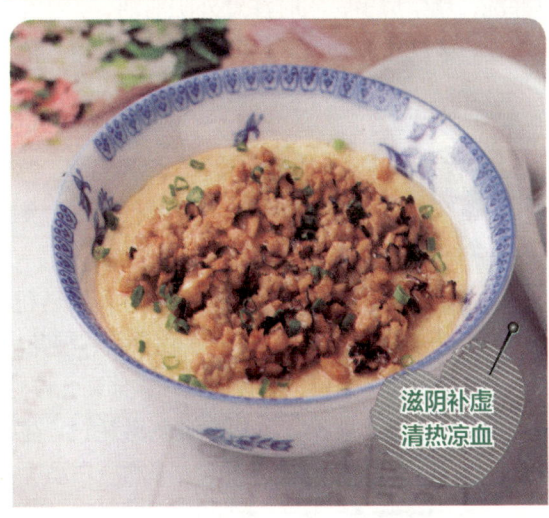

滋阴补虚
清热凉血

# 经间期出血

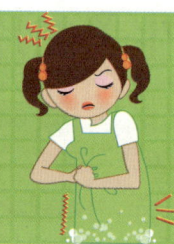

## 病症简介

月经周期基本正常，但在两次月经中间出现周期性的少量阴道出血即为"经间期出血"，若不及时治疗，可致崩漏。中医认为，本病多由肾阴不足，脾气虚弱，湿热扰乱，瘀血壅滞引起阴阳转化不协调所致，临床可分为肾阴虚、血瘀、湿热三型。女性经期要防寒避湿，避免淋雨、涉水、游泳；不宜参加强体力劳动与剧烈体育运动；不宜盆浴、阴道冲洗，严禁房事，同时注意外阴清洁，卫生巾和内裤要柔软，勤更换；日常生活方面应有规律，多注意休息，避免劳累过度，保持心情舒畅，加强锻炼，提高身体素质。

## 饮食建议

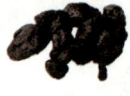  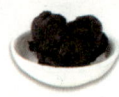 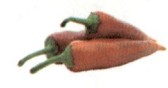 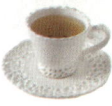 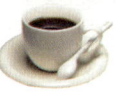

✅ 熟地　　✅ 女贞子　　✅ 黄精　　❌ 辣椒　　❌ 浓茶　　❌ 咖啡

1.宜食具有滋阴补肾、活血止血、清热利湿作用的食物，如熟地、女贞子、黄精、百合、枸杞、生地、丹皮、赤芍、白茅根、槐花、山药、桑葚、黑豆、黑芝麻、猪蹄、猪肾、鸡内金、山楂、墨鱼、鳝鱼、银耳、葡萄、樱桃、猕猴桃、马蹄、莴笋、甘蔗、莲藕等。

2.患者出血期不宜食用辛辣刺激耗气、生冷寒凉的食物及含酒精类饮料，如辣椒、浓茶、咖啡、螃蟹、田螺、芥末、啤酒、白酒等。

## 茯苓绿豆薏米粥

**材料：** 水发绿豆150克，水发薏米70克，茯苓粉少许

**做法**

① 砂锅中注入适量清水烧开，倒入备好的绿豆、薏米。② 盖上盖，烧开后用小火煮约30分钟至食材熟软，揭开盖，倒入茯苓粉，拌匀，用大火略煮片刻。③ 关火后盛出煮好的粥即可。

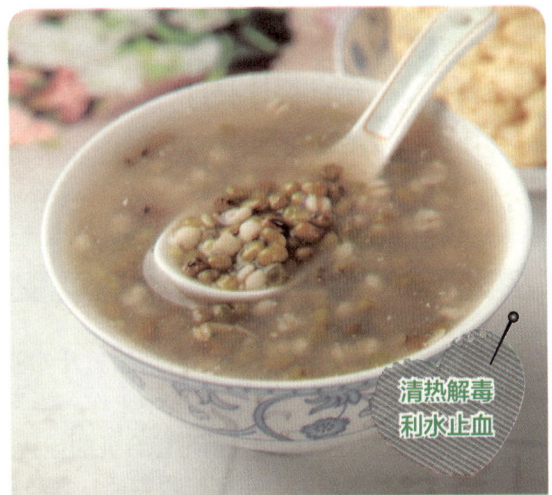

清热解毒 利水止血

## 黑豆花生牛奶

**材料：** 水发黑豆、水发花生米各100克，牛奶150毫升

**调料：** 白糖6克

**做法**

① 取榨汁机，倒入黑豆、花生米、矿泉水，搅拌至材料成细粉状，即成生豆浆。② 砂锅上火烧热，倒入牛奶、生豆浆，拌匀，大火煮沸，加白糖，续煮至溶化。③ 盛出煮好的黑豆花生牛奶，装杯中即成。

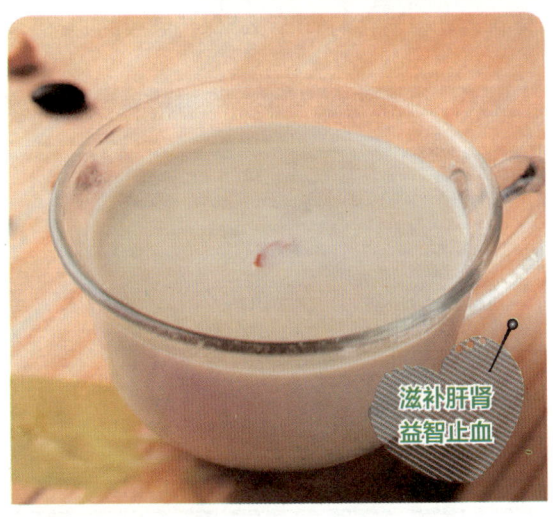

滋补肝肾 益智止血

# 经前期综合征

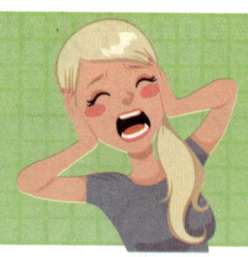

### 病症简介

很多女性只要月经要来了,情绪就开始波动,烦躁、多疑、易怒,经常会为一些小事与人争吵,有时甚至不能正常地工作、学习,白天也会感觉身体疲乏、乳房及胸胁胀痛,不思饮食,这些都是经前期综合征的症状。经前期综合征是指育龄女性在月经来潮前7~14天,反复出现的一系列影响躯体、神经和行为等方面正常生活的改变。女性应加强体育运动,学会调节情绪,保持健康的心态,多与朋友交流,疏泄紧张不适感。

### 饮食建议

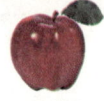 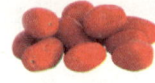 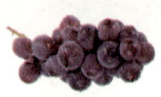 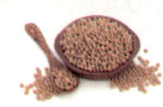 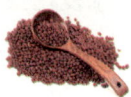 

✓ 苹果　　✓ 圣女果　　✓ 葡萄　　✓ 黄豆　　✓ 红豆　　✓ 黑豆

1.多喝水,多吃些新鲜水果,如苹果、圣女果、葡萄等;多吃一些豆类食物,如黄豆、红豆、黑豆等,为身体补充异黄酮、钙、镁等营养素,缓解经前的不适感。

2.少吃甜食、少吃动物脂肪、少喝酒。甜食会使人情绪不稳、焦虑,动物脂肪会提升雌激素的水平,所以应少吃或不吃。经期尽量少喝或不喝咖啡,以免精神过度兴奋造成神经调节障碍,引发痛经。

## 玫瑰薏米粥

**材料：** 水发大米90克，水发薏米、水发小米各80克，红糖50克，玫瑰花6克

**做法**

① 锅中注水烧开，放入洗净的玫瑰花，拌匀，倒入洗好的大米、薏米、小米，拌匀，使米粒散开，烧开后用小火煮约30分钟，至食材熟透。② 倒入备好的红糖，搅拌匀，转中火，再煮至糖分完全溶于米粥中。③ 关火后盛出煮好的米粥即可。

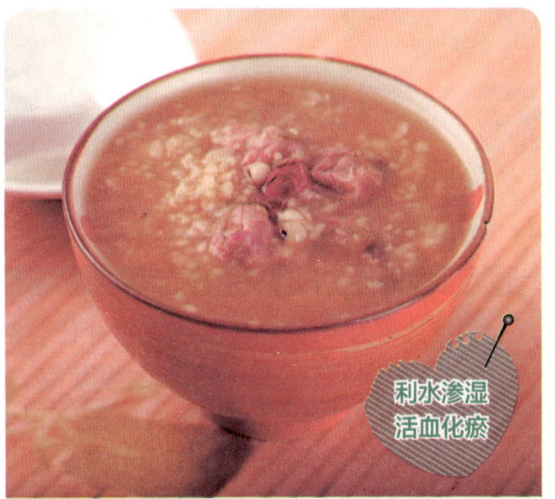

利水渗湿 活血化瘀

## 玫瑰益母草调经茶

**材料：** 玫瑰花3克，益母草7克

**做法**

① 锅中注水烧开，倒入洗好的益母草，用中火煮约10分钟至其析出有效成分，用小火保温，待用；② 取一个茶杯，倒入洗净的玫瑰花。③ 将砂锅中的药汁滤入杯中，泡约1分钟至香气散出，趁热饮用即可。

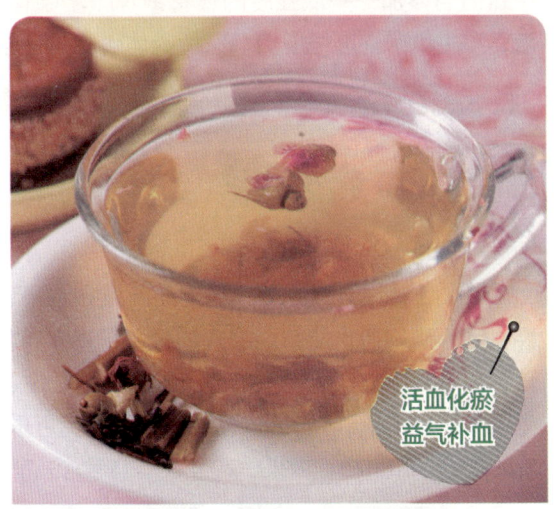

活血化瘀 益气补血

# 痛经

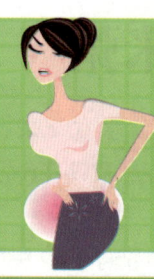

## 病症简介

痛经或称为经期疼痛,是妇科病中比较常见的症状之一。许多妇女在经期有轻度不适,这并不都是痛经。只有经期的疼痛影响了正常的活动,并且需要药物治疗时,才是痛经。周期性的经期疼痛是常见的并且发生于大多数月经周期。痛经常为绞痛并伴有下背部痛、恶心、呕吐、头痛或腹泻。女性应学习月经方面的知识,消除或改善不良的心理变化;适当参加一些低强度的体育锻炼,增强体质;清洗私处要用pH呈弱酸性的女性护理液;卫生巾要选透气型的;保持身体暖和,在腹部放置热敷垫或热水瓶,一次数分钟。

## 饮食建议

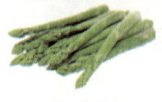  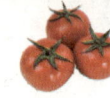 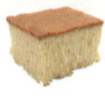 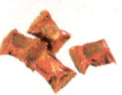 

✓ 芦笋　　✓ 茄子　　✓ 西红柿　　✗ 蛋糕　　✗ 糖果　　✗ 咸菜

1.饮食宜均衡,应多吃新鲜的蔬菜和水果,并且尽量少量多餐;补充矿物质,因钙、钾、镁等矿物质也能帮助缓解痛经,可多食芦笋、茄子、西红柿、黄豆、红豆、黑豆、香蕉、葡萄、鸡肉、鱼肉、牛肉、羊肉、猪瘦肉、牛奶等食物。

2.避免摄入含咖啡因的食物,如咖啡、可乐、巧克力等;戒烟忌酒;避免食用过甜或过咸的食物,如蛋糕、糖果、咸菜、腊肉等;忌辛辣刺激性食物,如辣椒、胡椒、芥末等。

## 猪血韭菜粥

**材料**：猪血200克，水发大米150克，韭菜90克，姜片少许

**调料**：盐、鸡粉各2克

**做法**

①韭菜洗净切段；猪血洗净切块。②锅中注水烧开，倒入大米，煮沸后小火煮至米粒变软，放入姜片、猪血块，小火续煮至猪血八成熟，倒入韭菜，待其断生后加入盐、鸡粉搅匀煮熟。③盛出猪血粥即成。

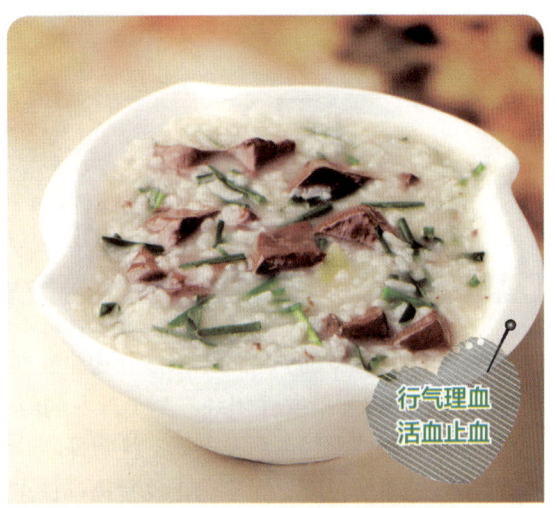

行气理血 活血止血

## 桂圆红枣银耳羹

**材料**：水发银耳150克，红枣30克，桂圆肉25克

**调料**：食粉3克，白糖20克，水淀粉10毫升

**做法**

①银耳洗净，切去黄色根部，切碎。②锅中注水烧开，放入银耳、食粉，拌煮均匀，煮熟，捞出待用。③锅中注水烧开，放入桂圆、红枣、银耳，用小火煮30分钟，倒入水淀粉、白糖，煮至汤汁浓稠即可。

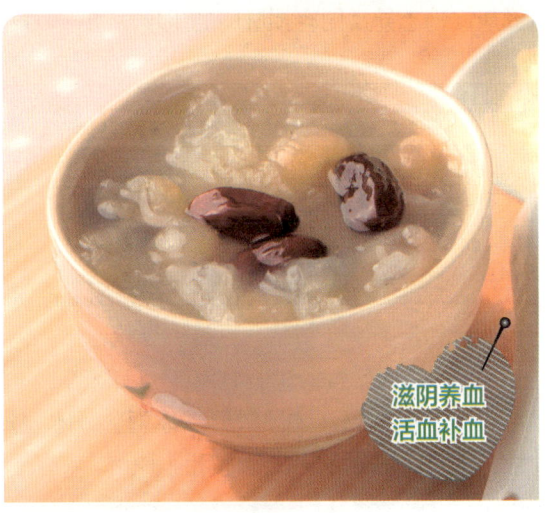

滋阴养血 活血补血

# 闭经

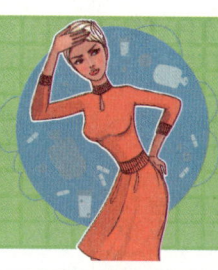

## 病症简介

女子年过16岁而月经尚未来潮称为原发性闭经。凡以往有过正常月经,现停止月经在3个周期以上称为继发性闭经。至于青春期前、妊娠期、哺乳期以及绝经期的闭经都属于生理现象。女性月经前后及产后应注意保暖,防止受凉、淋雨;减少或避免人工流产,刮宫时不宜过重及过度,尤应防止反复搔刮;忌情绪不调,正常的情绪活动有利于促进人体健康,情志异常则有损脏腑的生理活动,导致疾病发生。

## 饮食建议

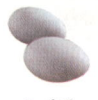  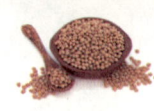 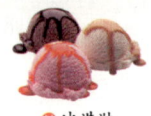 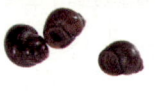 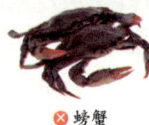

✅ 鸭蛋　　✅ 牛奶　　✅ 黄豆　　❌ 冰淇淋　　❌ 田螺　　❌ 螃蟹

1.加强营养,多食高糖、高蛋白质、高维生素的食物;注意补血,常食有补血作用的食物,如蛋类、乳制品、豆类、瘦肉、绿叶蔬菜及水果。

2.忌暴饮暴食;忌肥甘厚味,如肥肉、蛋糕等,否则会导致经血运行不畅而致闭经;忌生冷寒凉食物,如冰淇淋、冰棍、冰水、螃蟹、田螺、凉拌菜等,否则会引起血管收缩,加重血液凝滞,使经血闭而不行。

## 罐焖牛肉

**材料**：牛肉150克，土豆180克，胡萝卜、口蘑、洋葱、红枣、蒜苗、芹菜各适量

**调料**：盐、鸡粉各3克，水淀粉、料酒各5毫升，西红柿汁15毫升，食用油适量

**做法**

①食材洗净切好。②土豆、胡萝卜洗净挖数个球；牛肉汆水捞出。③锅中注水烧开，放入食材、调料，拌至汤汁浓稠盛出，拌匀即可。

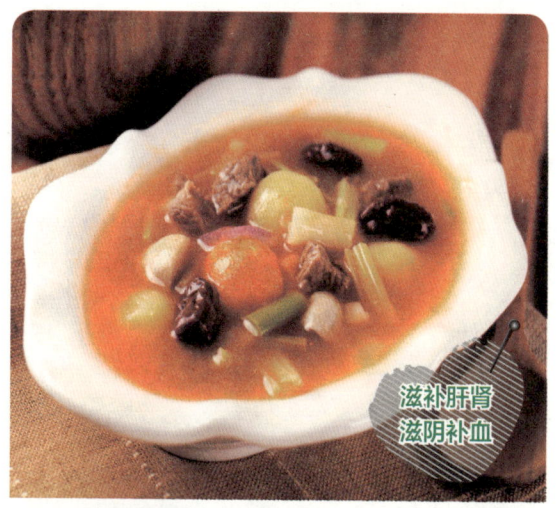

滋补肝肾 滋阴补血

## 牛奶蛋黄粥

**材料**：水发大米130克，牛奶70毫升，熟蛋黄30克

**调料**：盐适量

**做法**

①熟蛋黄切碎，备用。②锅中注水烧开，倒入大米拌匀，烧开后用小火煮约30分钟至大米熟软，放入熟蛋黄，倒入备好的牛奶，拌匀，加入盐搅匀，略煮片刻至食材入味。③盛出煮好的粥，装碗中即可。

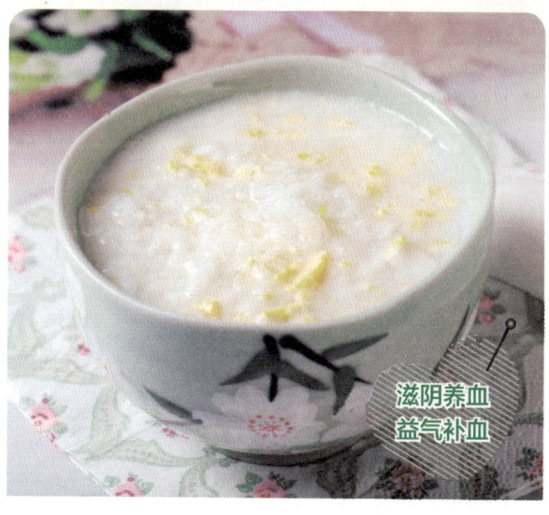

滋阴养血 益气补血

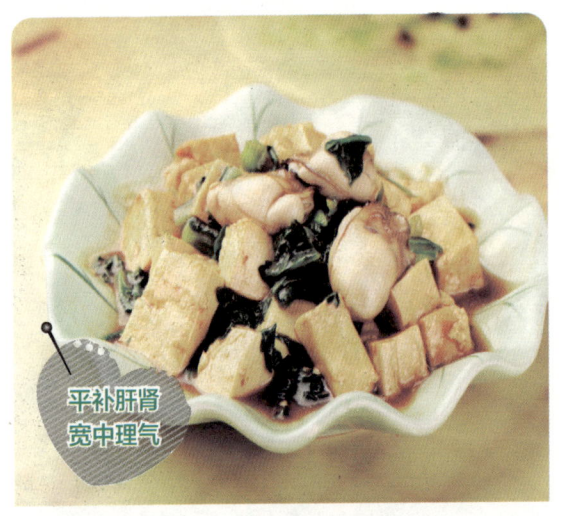

平补肝肾 宽中理气

## 牡蛎茼蒿炖豆腐
（调理食谱）

**材料：** 豆腐200克，茼蒿100克，牡蛎肉90克，姜片、葱段各少许

**调料：** 盐、鸡粉、老抽、料酒、生抽、水淀粉、食用油各适量

**做法**

① 茼蒿洗净切段；豆腐洗净切块。② 豆腐块焯水捞出；牡蛎肉汆水捞出。③ 用油起锅，放入配料，爆香，倒入食材、调料，炒匀，倒入水淀粉，炒至汤汁收浓即成。

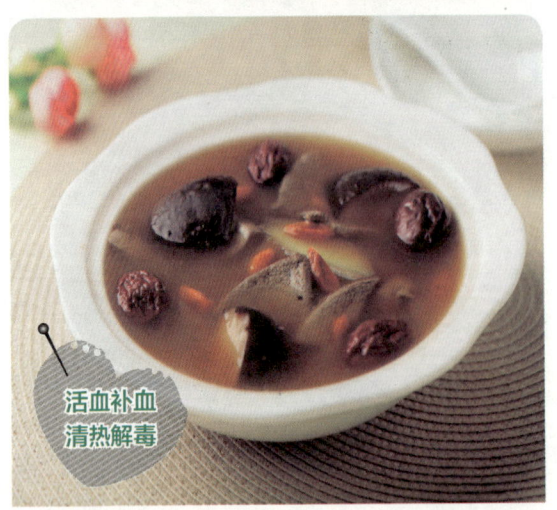

活血补血 清热解毒

## 红枣猪肝冬菇汤
（调理食谱）

**材料：** 猪肝200克，水发香菇60克，红枣20克，枸杞8克，姜片少许

**调料：** 鸡汁8毫升，料酒8毫升，盐2克

**做法**

① 香菇洗净切块；处理好的猪肝切片。② 猪肝汆水捞出。③ 锅中注水烧开，放入香菇块、红枣、枸杞、姜片、料酒、鸡汁、盐，拌匀盛出，装入盛有猪肝的碗中，转入烧开的蒸锅中，小火蒸至熟透即可。

## 调理食谱 菠菜干贝脊骨汤

**材料：** 猪脊骨段400克，菠菜75克，干贝15克，姜片少许

**调料：** 盐、鸡粉各2克，料酒10毫升

**做法**

①菠菜洗净去根部，切段。②脊骨段汆水捞出。③锅中注水烧开，倒入姜片、干贝、脊骨段、料酒，煮沸后用小火煮至脊骨熟透，加入盐、鸡粉，搅匀调味，倒入菠菜，搅匀，略煮至其熟软即成。

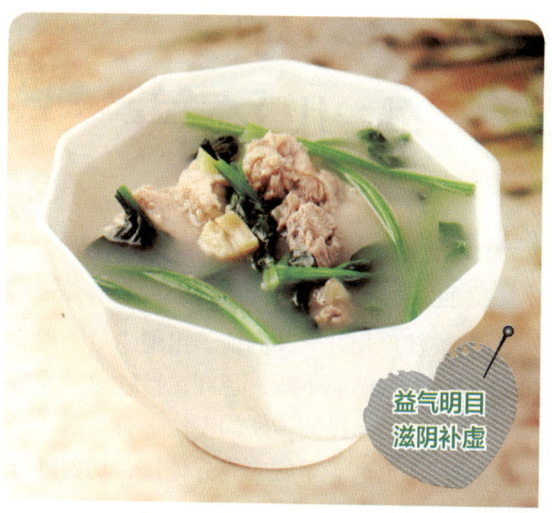

益气明目
滋阴补虚

## 调理食谱 甜橙果蔬沙拉

**材料：** 橙子150克，黄瓜80克，圣女果40克，紫甘蓝35克，生菜叶60克

**调料：** 橄榄油、生抽各适量

**做法**

①生菜洗净去根部切丝；紫甘蓝洗净切丝；圣女果洗净去蒂，对半切开；黄瓜洗净切块；橙子去皮切片。②碗中倒橙子、黄瓜、紫甘蓝、生菜叶、圣女果、橄榄油、苹果、生抽拌匀。③盛入盘中即可。

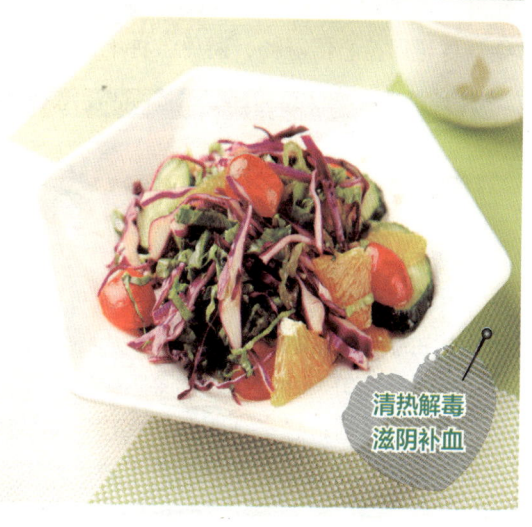

清热解毒
滋阴补血

# 先兆流产

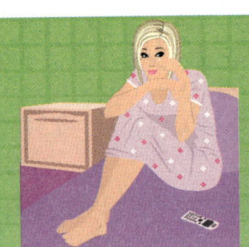

## 病症简介

先兆流产指妊娠28周前，出现少量阴道流血和下腹疼痛，以后出现阴道少量流血，或时下时止，或淋漓不断，色红，持续数日或数周，有时伴有轻微下腹痛，胎动有下坠感，腰酸腹胀。若从民间传统的说法上讲，先兆流产的主要依据就是"见红"。如症状加重，可能发展为流产。孕妇应充分休息，切勿过度劳累，不宜提水、搬重物等；出门最好穿平底鞋；孕期尽量不要外出旅游；避免振动的工作环境；节制性生活；注意调节自己的情绪，尽量保持心情舒畅，避免各种不良刺激，消除紧张、恐惧等心理。

## 饮食建议

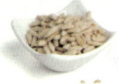 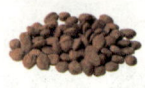 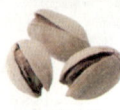 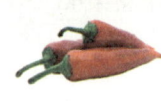 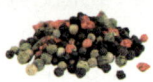 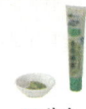

✓ 松子　　✓ 杏仁　　✓ 开心果　　✗ 辣椒　　✗ 胡椒　　✗ 芥末

1.摄取均衡的营养，饮食宜清淡可口；维生素E有保胎作用，因此孕期应多摄入富含维生素E的食物，如松子、杏仁、开心果、芝麻、榛子、碧根果、核桃、花生、黄豆、豆腐、玉米、莴笋、西蓝花、油菜等。

2.戒烟忌酒；忌辛辣刺激性食物，如辣椒、胡椒、芥末、大蒜、葱、姜等；尽量少食多餐，保持大便通畅，避免肠胃不适。

## 枸杞拌菠菜

**材料：** 菠菜230克，枸杞20克，蒜末少许

**调料：** 盐2克，鸡粉2克，蚝油10克，芝麻油3毫升，食用油适量

**做法**

① 择洗干净的菠菜切去根部后切段。② 锅中注水烧开，倒入食用油、枸杞，焯煮片刻捞出；菠菜焯水捞出备用。③ 菠菜倒入碗中，放入蒜末、枸杞、盐、鸡粉、蚝油、芝麻油，搅拌至食材入味即可。

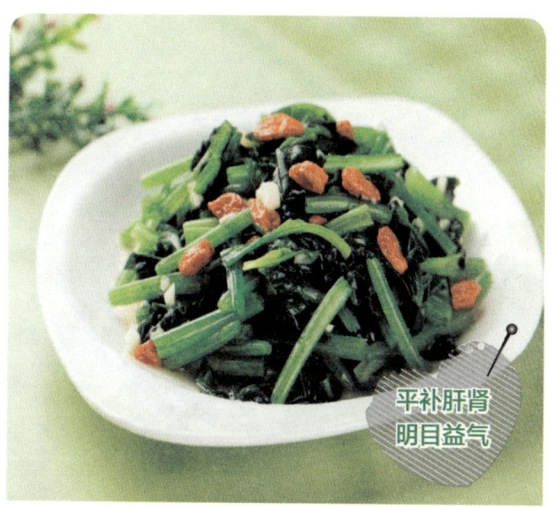

平补肝肾 明目益气

## 猴头菇鲜虾烧豆腐

**材料：** 水发猴头菇70克，豆腐200克，虾仁60克

**调料：** 盐、鸡粉、料酒、食用油各适量

**做法**

① 豆腐洗净切块；猴头菇泡好切块；虾仁去虾线，加盐、料酒，腌渍10分钟；猴头菇焯水捞出。③ 用油起锅，倒入食材炒匀，加盐、鸡粉调味即可。

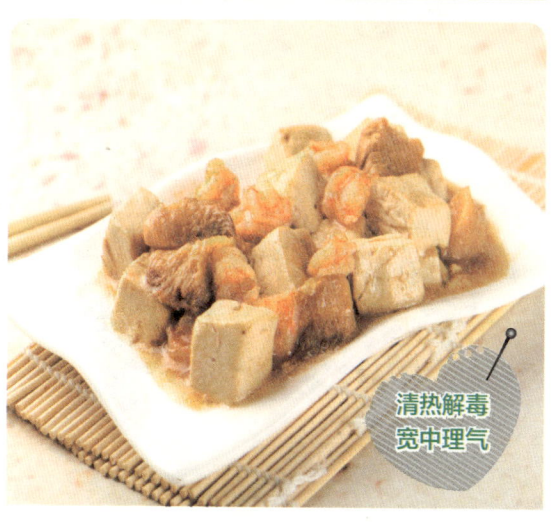

清热解毒 宽中理气

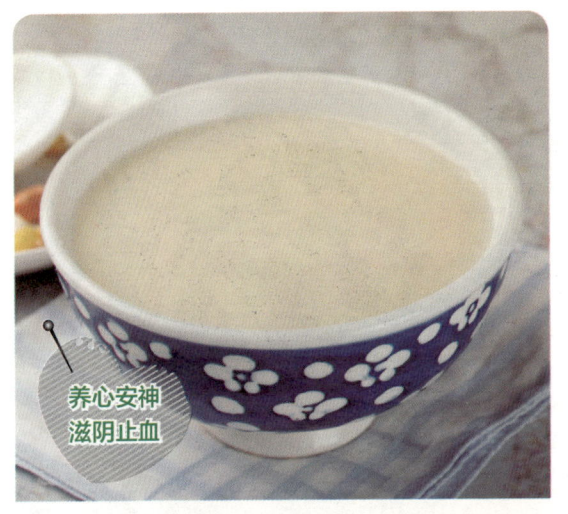

养心安神
滋阴止血

## 莲子花生豆浆

**材料：** 水发莲子80克，水发花生75克，水发黄豆120克

**调料：** 白糖20克

**做法**

①取榨汁机，倒入泡发洗净的黄豆，加入矿泉水，榨取黄豆汁盛出。②将花生、莲子装搅拌杯中，加矿泉水榨成汁，倒碗中。③将榨好的汁倒入砂锅中，煮至沸，放入白糖，搅拌匀，煮至白糖溶化即可。

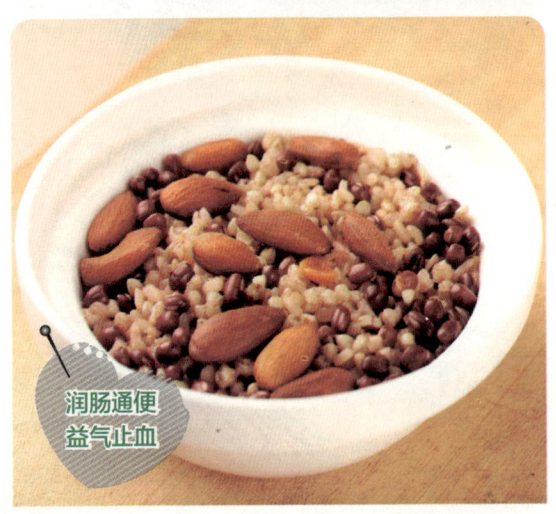

润肠通便
益气止血

## 奶香红豆燕麦饭

**材料：** 红豆50克，燕麦仁50克，糙米50克，巴旦木仁20克，牛奶300毫升

**做法**

①红豆、燕麦、糙米装入碗中，混合均匀，倒入清水，淘洗干净，倒掉淘洗的水，加入牛奶，放入巴旦木仁。②将装有食材的碗放入烧开的蒸锅中，用中火蒸40分钟，至食材完全熟透。③把蒸好的红豆燕麦饭取出即可。

## 香菇扒生菜 〔调理食谱〕

**材料**：生菜400克，香菇70克，彩椒50克，姜片、蒜末各少许

**调料**：盐、鸡粉、蚝油、老抽、生抽、水淀粉、食用油各适量

**做法**

① 食材洗净切好；生菜、香菇焯水捞出。
② 用油起锅注水，倒入香菇块、调料，翻炒至汤汁收浓。③ 盘中放生菜，盛出煮好的食材，撒上彩椒丝，摆好盘即成。

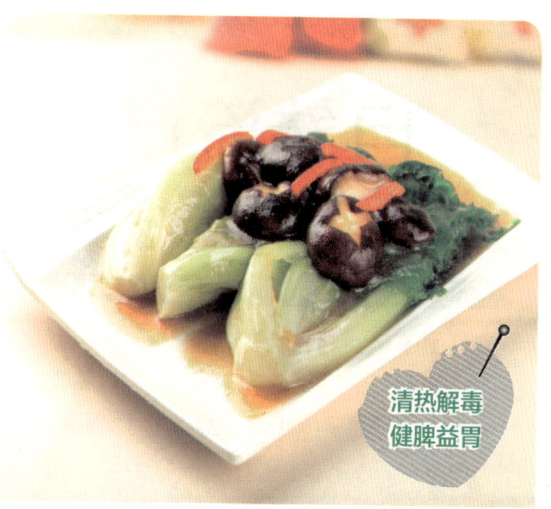

清热解毒
健脾益胃

## 蒸鱼片 〔调理食谱〕

**材料**：鱼肉280克，土豆、胡萝卜各65克，姜丝、葱花各少许

**调料**：盐、胡椒粉、生粉、生抽、食用油各适量

**做法**

① 土豆、胡萝卜洗净切丁。② 鱼片加盐、生粉，腌渍10分钟入蒸锅蒸熟取出。③ 用油起锅，放入土豆、胡萝卜、姜丝炒匀，加胡椒粉、生抽，制成酱料，浇鱼片上，撒葱花即成。

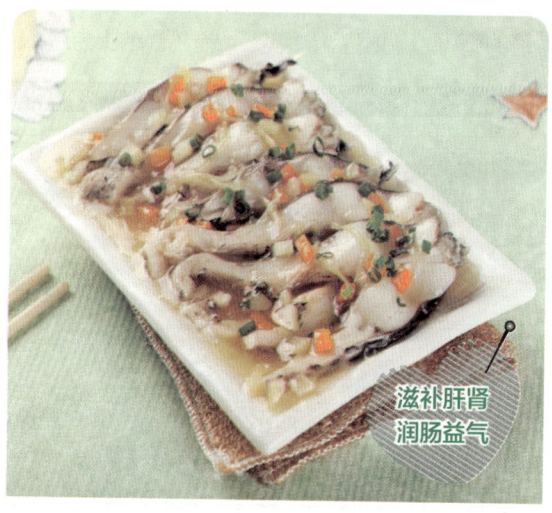

滋补肝肾
润肠益气

# 自然流产

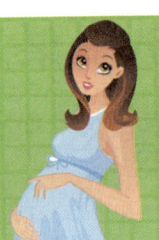

## 病症简介

妊娠不足28周、胎儿体重不足1000克而终止妊娠者,称为自然流产。自然流产根据发生的时间不同,又可分为早期流产、中期流产和早产几种。在所有临床统计的妊娠中,自然流产的发生率约为15%。发生在12周以前的流产为早期流产,妊娠12周至不足28周的流产为中期流产。孕妇应注意个人卫生,勤换衣、洗澡;注意阴部清洁,防止病菌感染,造成流产;衣着应宽大,腰带不宜束紧;保持心情舒畅;调整作息时间,适当运动,保证充足的睡眠,调整工作状态,避免工作压力过大。

## 饮食建议

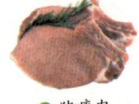 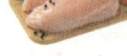 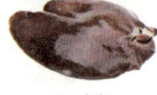 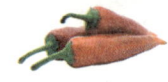 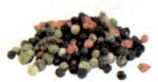 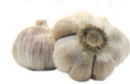

✓ 猪瘦肉　　✓ 鸡肉　　✓ 猪肝　　✗ 辣椒　　✗ 胡椒　　✗ 大蒜

1.宜食用猪瘦肉、鸡肉、猪肝、兔肉等清淡、富有营养的食物;多吃青菜、豆角等新鲜的蔬菜、豆类及豆制品;偏肾阳虚者可食火腿、海虾、鸡肉、羊肉、黄花菜等食物。

2.应禁食辣椒、胡椒、大蒜、葱、姜、油炸辣蚕豆、炸油条等辛辣、燥热、刺激的食物;禁食冰汽水、冰西瓜、冰果汁等生冷寒凉的食物;严禁喝烈酒和浓茶。

## 鲜菇烩鸽蛋

**材料：** 熟鸽蛋100克，鲜香菇75克，口蘑70克，姜片、葱段各少许

**调料：** 盐、鸡粉、水淀粉、食用油各适量

**做法**

① 口蘑、香菇洗净切块，焯水捞出。② 用油起锅，放入姜片、葱段爆香，倒入食材，加盐、鸡粉、水淀粉和少许清水，煮沸，待汤汁收浓即成。

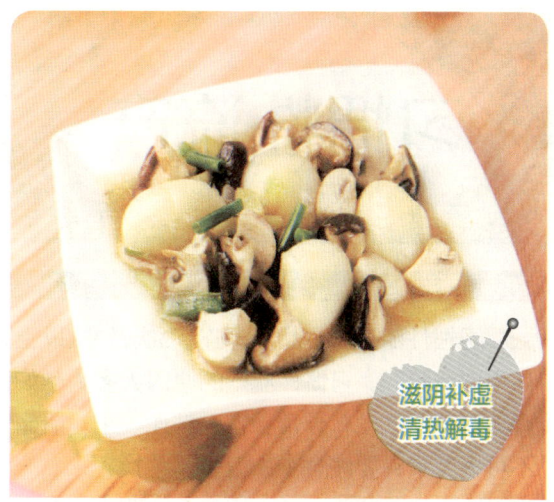

滋阴补虚
清热解毒

## 瘦肉莲子汤

**材料：** 猪瘦肉200克，莲子40克，胡萝卜50克，党参15克

**调料：** 盐2克，鸡粉2克，胡椒粉少许

**做法**

① 胡萝卜洗净去皮切块；猪瘦肉洗净切片，备用。② 锅中注入清水，加入备好的莲子、党参、胡萝卜、瘦肉拌匀，小火煮30分钟，放入盐、鸡粉、胡椒粉拌匀。③ 盛出煮好的汤料即可。

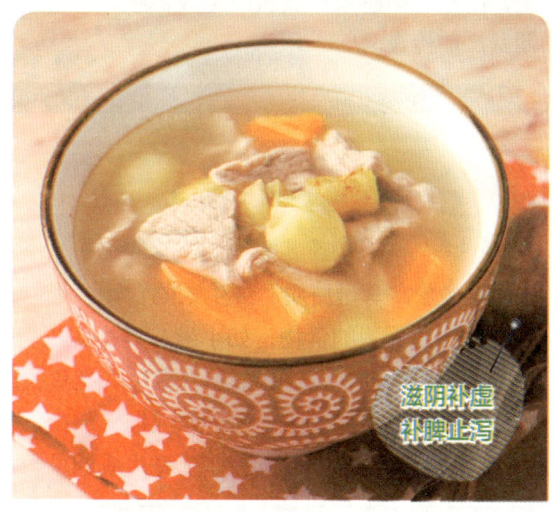

滋阴补虚
补脾止泻

# 习惯性流产

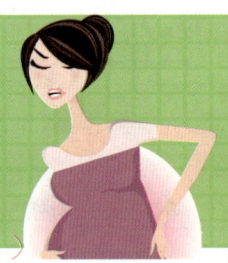

## 病症简介

习惯性流产指自然流产连续3次及3次以上,每次流产往往发生在同一妊娠月份。中医称为"滑胎"。习惯性流产的原因大多为孕妇黄体功能不全、甲状腺功能低下、先天性子宫畸形、子宫发育异常、宫腔粘连、子宫肌瘤、染色体异常等。女性应保证充足的睡眠,不可太劳累;要注意个人卫生,常换衣,勤洗澡,但不宜盆浴、游泳,特别要注意阴部卫生,防止病菌感染;衣着应宽大,腰带不要束紧,平时应穿平底鞋;要保持心情舒畅;定期做产前检查。

## 饮食建议

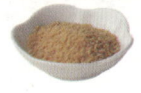  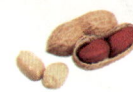 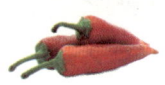 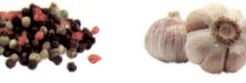

✅ 小米　　✅ 黄豆　　✅ 花生　　❌ 辣椒　　❌ 胡椒　　❌ 大蒜

1.多食富含蛋白质、维生素的食物:最好多吃些新鲜的蔬菜、水果、瘦肉、鸡蛋等;多食富含锌元素的食物,如小米、豆类、花生、大白菜、牡蛎、鸡肝、蛋类、牛肉等;多食富含精氨酸的食物,如海参、章鱼、鳝鱼、芝麻、核桃等。

2.忌食辛辣刺激性食物,如辣椒、胡椒、大蒜、葱、姜、茴豆、芥末等;忌食燥热食物,如羊肉、狗肉、榴梿、韭菜等;戒烟忌酒。

## 桂圆红枣山药汤

**材料：** 山药80克，红枣30克，桂圆肉15克
**调料：** 白糖适量

**做法**

① 将洗净去皮的山药切开，再切成条，改切成丁。② 锅中注水烧开，倒入红枣、山药，搅拌均匀，倒入备好的桂圆肉，搅拌片刻，烧开后用小火煮15分钟至食材熟透，加入适量白糖，搅拌片刻至食材入味。③ 将煮好的甜汤盛出，装碗中即可。

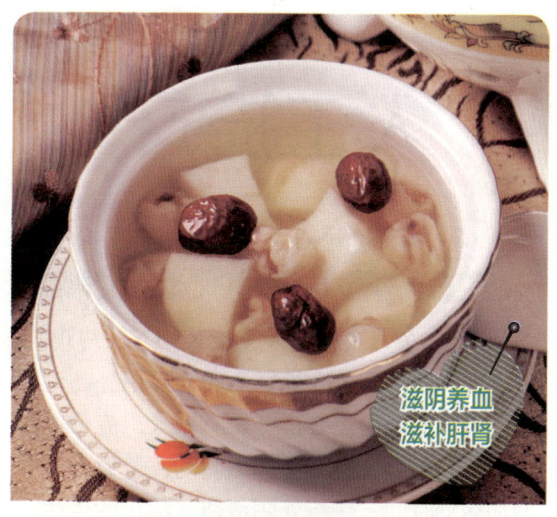

滋阴养血
滋补肝肾

## 菌菇扒菜心

**材料：** 杏鲍菇50克，鲜香菇30克，菜心95克
**调料：** 盐、生抽、鸡粉、料酒、食用油各适量

**做法**

① 杏鲍菇洗净切小块；香菇洗净。② 将菜心煮熟，摆盘。③ 油锅烧热，倒入杏鲍菇、香菇炒熟，加盐、生抽、鸡粉、料酒炒匀，浇在菜心上即可。

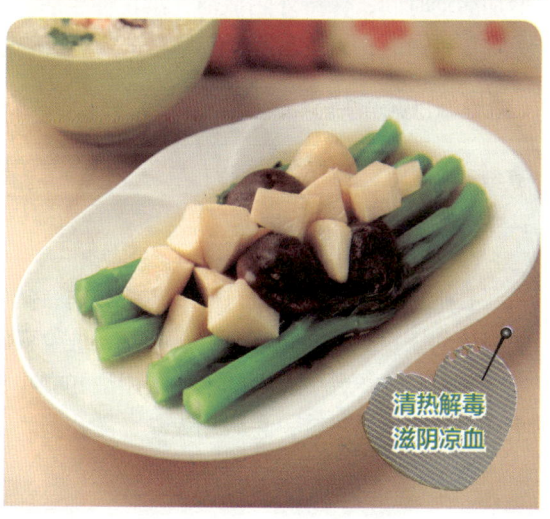

清热解毒
滋阴凉血

# 人工流产

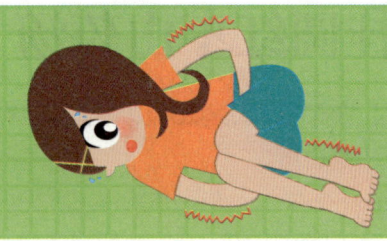

## 病症简介

妊娠3个月内采用人工或药物方法终止妊娠称为早期妊娠终止,也可称为人工流产。用来作为避孕失败意外妊娠的补救措施,也用于因疾病不宜继续妊娠、为预防先天性畸形或遗传性疾病而需终止妊娠者。人工流产可分为手术流产和药物流产两种方法。女性在人流后半月内避免进行重体力活动,避免受寒,注意休息,术后卧床休息2~3天,以后逐渐增加活动时间;保持外阴清洁,禁止性生活;观察阴道出血情况,有必要的话,应及时到医院复查诊治;人流术后,应尽早选择有效的避孕措施,避免再次怀孕。

## 饮食建议

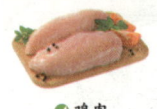 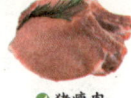 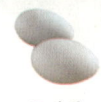 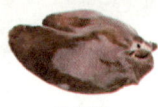 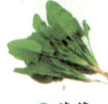 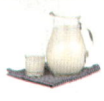

✅ 鸡肉　　✅ 猪瘦肉　　✅ 鸭蛋　　✅ 猪肝　　✅ 菠菜　　✅ 牛奶

1.补充充足的蛋白质,可多吃些鸡肉、猪瘦肉、蛋类、奶类、豆类及豆制品等,以加快身体的恢复;多补充富含铁、叶酸、维生素C、B族维生素的食物,如猪肝、波菜等。

2.人工流产后一周内都不能饮用酒和咖啡,少吃生冷、辛辣、刺激性食物,避免体燥上火,伤口不易愈合,忌服用人参、滋补药酒以免子宫发炎或出血。

## 豉油蒸鲤鱼

**材料**：净鲤鱼300克，姜片20克，葱条15克，彩椒丝、姜丝、葱丝各少许

**调料**：盐3克，胡椒粉2克，蒸鱼豉油15毫升，食用油少许

**做法**

① 蒸盘中放鲤鱼、配料、盐，腌渍片刻。② 蒸锅上火烧开，揭开盖，放入蒸盘，大火蒸熟取出，拣出配料，撒配料。③ 撒胡椒粉，浇上热油、蒸鱼豉油即成。

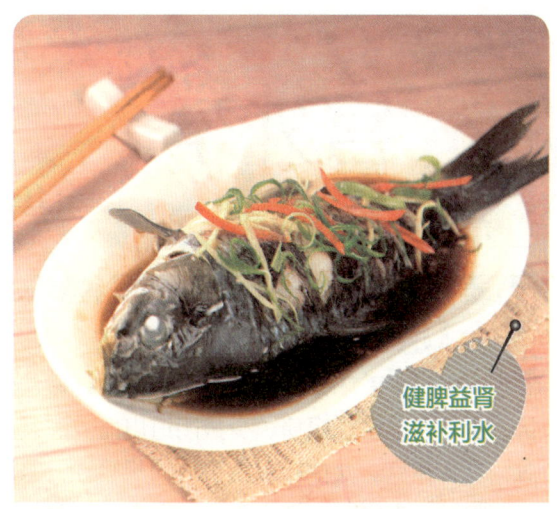

健脾益肾
滋补利水

## 莲子枸杞花生红枣汤

**材料**：水发花生40克，水发莲子20克，红枣30克，枸杞少许

**调料**：白糖适量

**做法**

① 锅中注入适量清水用大火烧开。② 将花生、莲子、红枣倒入锅中，搅拌均匀，用小火煮20分钟至食材熟透，加入枸杞、白糖，搅拌片刻，使其完全溶化。③ 将煮好的甜汤盛出，装入碗中即可。

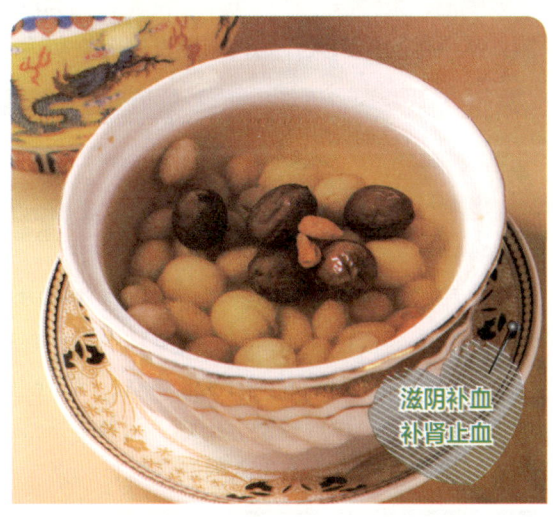

滋阴补血
补肾止血

# 宫外孕

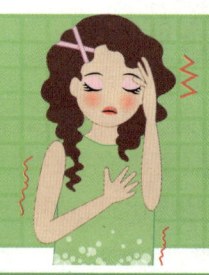

## 病症简介

正常妊娠时，受精卵着床于子宫体腔内，即宫内孕。如果受精卵在子宫体腔以外的器官或组织中着床并生长发育则是异位妊娠，俗称宫外孕。在流产或破裂前往往无明显症状，也可有停经、腹痛、少量阴道出血。破裂后表现为急性剧烈腹痛，反复发作，阴道出血，以至休克。女性应保持生活的规律性；服装应保持宽松，不要过于紧身；在此期间，不要喝酒，未经医生许可也不要洗澡，因为洗澡有时可引发感染；必须采取安全的避孕措施；从手术的第二天开始，不要过度劳累和运动。

## 饮食建议

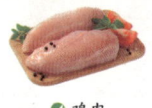 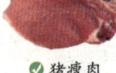 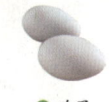 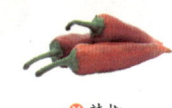 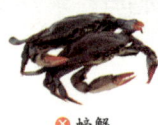 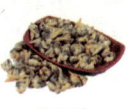

✅ 鸡肉　　✅ 猪瘦肉　　✅ 鸭蛋　　❌ 辣椒　　❌ 螃蟹　　❌ 河蚌

1.补充充足的蛋白质，多食鸡肉、猪瘦肉、蛋类、奶类、豆类及豆制品等食物；多食富含维生素的食物，如新鲜的蔬菜和水果，有利于防止便秘。

2.忌食刺激性食品，如辣椒、酒、醋、胡椒、姜等，这类食品均能刺激性器官充血，增加月经量，也忌食螃蟹、田螺、河蚌等寒性食物。在正常饮食的基础上，适当限制脂肪摄入。术后一周内脂肪摄入限制在每日80克左右。

## 鲜虾木耳芹菜粥

**材料：** 水发大米100克，芹菜梗50克，虾仁45克，水发木耳35克，姜片少许

**调料：** 盐、鸡粉、水淀粉、芝麻油各适量

**做法**

① 虾仁去虾线；芹菜梗洗净切粒；木耳洗净切块。② 虾仁中加盐、水淀粉拌匀，静置入味。③ 锅中注水烧开，倒入大米，煮沸后小火煮软，放入姜片、食材，拌匀，小火煮熟，加调料，煮至熟即成。

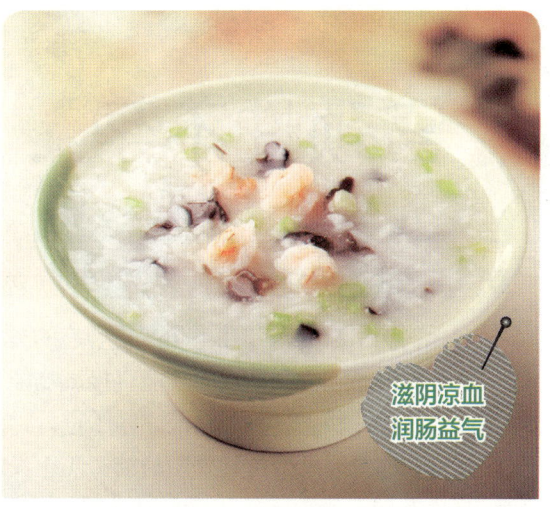

滋阴凉血 润肠益气

## 蜜柚苹果猕猴桃沙拉

**材料：** 柚子肉120克，猕猴桃100克，苹果100克，巴旦木仁35克，枸杞15克

**调料：** 沙拉酱10克

**做法**

① 洗净的猕猴桃去皮，切小块；洗好的苹果去核，切块。② 将柚子肉分成小块，处理好的果肉装入碗中，放入沙拉酱，拌匀，加入巴旦木仁、枸杞，搅拌片刻，使食材入味。③ 将水果沙拉盛出即可。

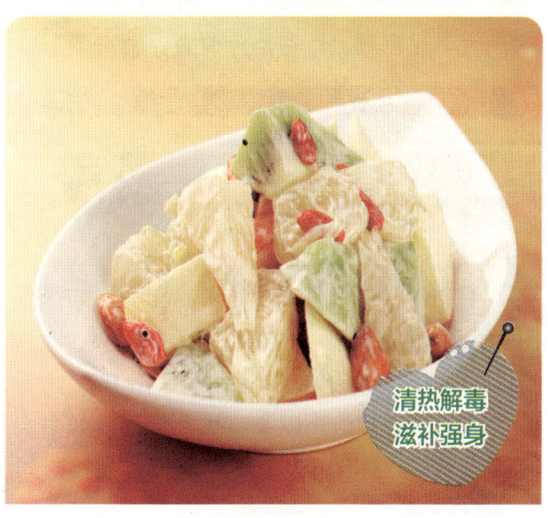

清热解毒 滋补强身

# 宫颈性不孕

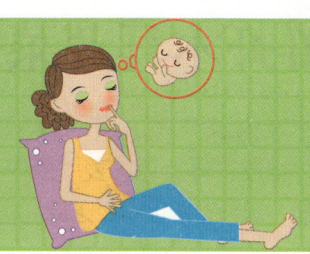

## 病症简介

宫颈疾病引起的宫颈性不孕占不孕症的5%～10%，包括宫颈糜烂、宫颈炎、宫颈息肉等。宫颈的形态和宫颈黏液的功能直接影响能否有相当数量的精子上游入宫腔获能，宫颈器质性或功能性疾病影响了精液或精子进入并储存在宫颈管内，导致不孕。女性应保证充足的休息；注意经期卫生和外阴清洁，防止炎症发生；经期不要同房，搞好计划生育，避免计划外妊娠，避免人工流产；性生活不宜过频或习惯性流产不宜过频；若有慢性宫颈炎，尤其是宫颈糜烂在治疗前应先做宫颈刮片，排除早期宫颈癌。

## 饮食建议

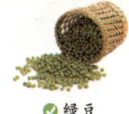  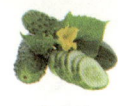 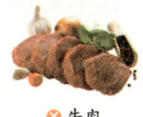 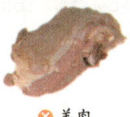 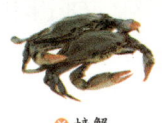

✅ 绿豆　　✅ 粳米　　✅ 黄瓜　　❌ 牛肉　　❌ 羊肉　　❌ 螃蟹

1.宜食具有凉血解毒作用的食物，如绿豆、粳米、黄瓜、苦瓜、马齿苋、绿茶等；如果瘙痒，宜吃苋菜、白菜、芥菜、芋头、海带、紫菜、鸡血、蛇肉、穿山甲等；宜多食滋阴养液之品，如菠菜、小白菜、藕、梨、西瓜、香蕉、葡萄、海参、甘蔗、百合等。

2.忌食辛辣煎炸以及温热性食物，如牛肉、羊肉、狗肉、辣椒、茴香、花椒、洋葱、芥末、烤鸡、炸猪排等；忌海腥河鲜发物，如海鱼、螃蟹、虾、蛤蜊、毛蚶、牡蛎等。

## 素炒藕片

**材料**：莲藕150克，彩椒100克，水发木耳45克，葱花少许

**调料**：盐3克，鸡粉4克，蚝油10克，料酒10毫升，水淀粉5毫升，食用油适量

**做法**

①食材洗净切好。②莲藕片、木耳、彩椒块焯水捞出。③用油起锅，倒入焯过水的食材，炒匀，放入蚝油、盐、鸡粉、料酒、水淀粉，炒匀盛出，撒葱花即可。

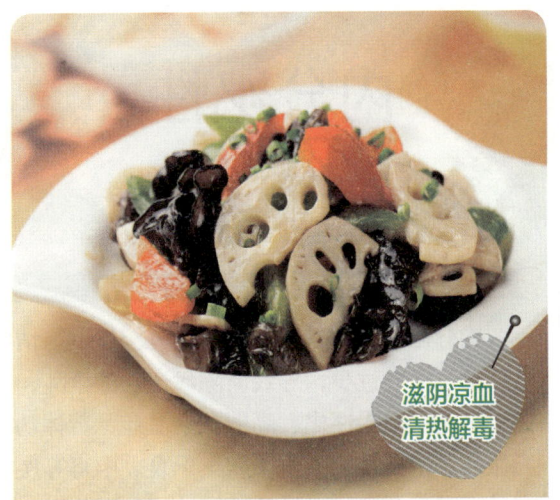

滋阴凉血 清热解毒

## 西瓜翠衣冬瓜汤

**材料**：西瓜皮100克，冬瓜200克

**调料**：盐2克，鸡粉2克，食用油适量

**做法**

①洗净去皮的西瓜皮切片；洗好的冬瓜切片。②用油起锅，放入姜片，爆香，倒入切好的冬瓜，拌炒匀，注水，放入西瓜皮，烧开后用小火煮15分钟至食材熟透，放入盐、鸡粉，拌匀调味。③将锅中汤料盛出，放入葱段即可。

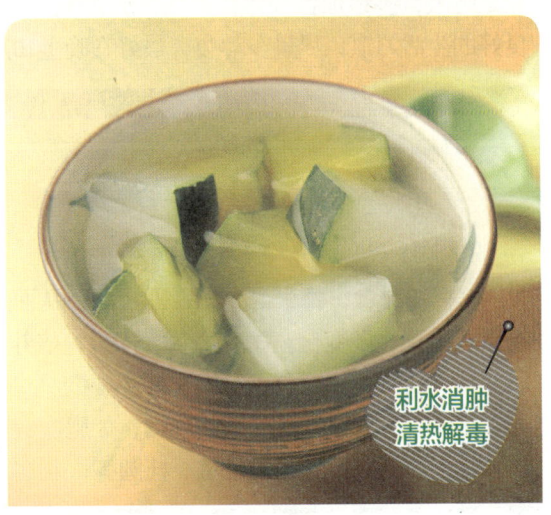

利水消肿 清热解毒

# 内分泌性不孕

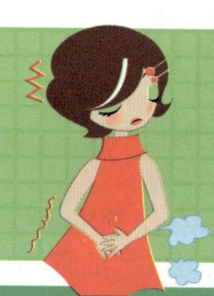

## 病症简介

内分泌性不孕是指女性因内分泌失调与情绪因素出现女性下丘脑垂体—卵巢性腺轴激素分泌过多或过少，导致新陈代谢功能紊乱，以致于出现排卵障碍、闭经、多囊卵巢综合征、多毛症与男性化、高催乳素血症、黄体功能不全、功能性子宫出血、排卵期出血、低脂血症及卵巢功能不全、卵巢早衰、中毒等疾病，从而导致不孕。女性应注意休息，保证充足睡眠；多参加各种体育锻炼，加强体质；避免过度劳累与激动，保持精神愉快，养成良好的生活习惯，尽量少熬夜，最好在晚上10点就能入睡。

## 饮食建议

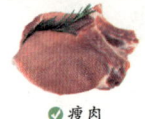 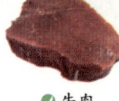 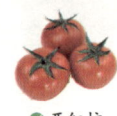 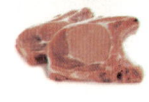 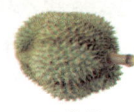 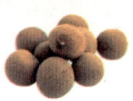

✅ 瘦肉　　✅ 牛肉　　✅ 西红柿　　❌ 羊肉　　❌ 榴梿　　❌ 桂圆

1.粗细混食，荤素混食，合理搭配，从而能供给用膳食者必需的热量和各种营养；食物应多品种、多变化，多吃蔬菜、水果，培养勤喝水习惯，可以多食瘦肉、牛肉、黄瓜、西红柿、西蓝花、茼蒿、苹果、柚子、橙子、牛奶、黄豆、红豆等。

2.少吃油腻与辛辣刺激性食物，如肥肉、辣椒、胡椒、姜、蒜、葱、芥末等；少食燥热食物，如羊肉、狗肉、榴梿、桂圆等；戒烟忌酒等。

## 香附泥鳅豆腐汤

**材料：** 泥鳅300克，豆腐270克，红枣、香附各少许

**调料：** 盐2克，鸡粉2克

**做法**

①豆腐洗净切块。②锅中注水烧热，倒入香附，烧开后小火煮约20分钟盛出；锅中注水烧开，倒入泥鳅，略煮片刻捞出。③锅中注水烧热，倒入食材，烧开后小火煮熟，倒入药汁、调料，煮至入味即可。

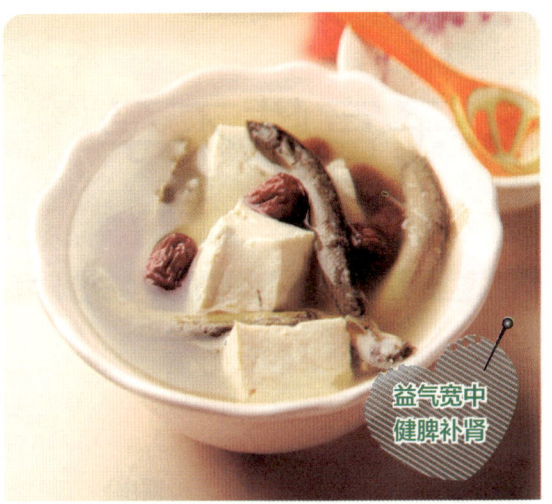

益气宽中
健脾补肾

## 百合银耳黑豆浆

**材料：** 水发黑豆70克，水发银耳30克，百合8克

**调料：** 白糖适量

**做法**

①黑豆倒碗中，加水，洗净倒滤网沥干；银耳掐去根部撕块。②黑豆、银耳、百合倒豆浆机中，注水至水位线即可，开始打浆，待豆浆机运转约15分钟，即成豆浆。③滤取豆浆，放白糖，拌溶化即可。

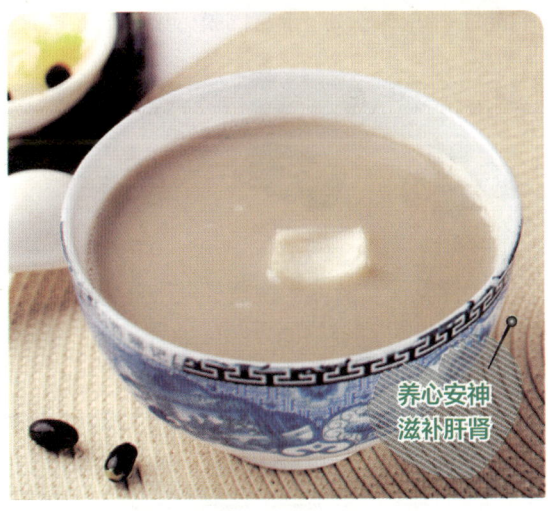

养心安神
滋补肝肾

# 子宫性不孕

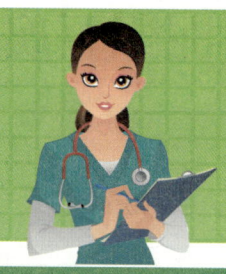

## 病症简介

子宫发育不良，也称幼稚型子宫，是指子宫结构和形状正常，但体积较小，子宫颈相对较长，且可伴有痛经、月经稀少甚至原发性或继发性闭经。子宫发育不良常是造成不孕的重要原因。有报道，子宫性不孕在不孕患者中约占16.2%。女性应注意观察月经、白带是否正常，如发现白带增多，经期出血异常要及时就医，并做相关的检查和治疗；不要纵欲乱性，否则易引起子宫内膜感染；消除紧张、焦虑的心理。

## 饮食建议

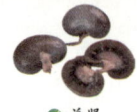 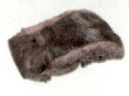 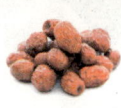 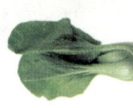 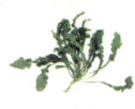 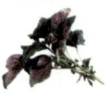

✔ 羊肾　　✔ 狗肉　　✔ 大枣　　✘ 油菜　　✘ 荠菜　　✘ 苋菜

1.注意饮食营养：饮食要以温补为主，适当多吃羊肾、狗肉、大枣、雀蛋、鸡蛋等食物；多食用补虚益气的食品以助气行血，缓解疼痛；多食家禽家畜、蛋乳、鱼鲜等高蛋白质食物。

2.经期前后避免吃水果；避免吃凉性食物：如油菜、荠菜、苋菜、海带、黄瓜、丝瓜、冬瓜、茄子、竹笋、莲藕、蟹、鳖等；少食肥厚油腻食物，如肥肉、五花肉等。

## 鹌鹑蛋烧板栗

**材料：** 熟鹌鹑蛋120克，胡萝卜80克，板栗肉70克，红枣15克

**调料：** 盐、鸡粉各2克，生抽5毫升，水淀粉、食用油各适量

**做法**

① 熟鹌鹑蛋放碗中，放入调料拌匀；胡萝卜、板栗肉切块。② 鹌鹑蛋炸至虎皮状；板栗炸干。③ 用油起锅，倒入水、食材、调料，焖熟，大火收汁，放水淀粉即成。

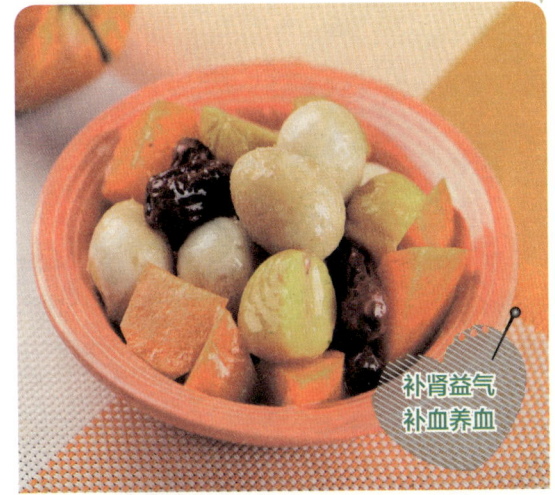

补肾益气
补血养血

## 松仁炒羊肉

**材料：** 羊肉400克，彩椒60克，豌豆80克，松仁、胡萝卜片、姜片、葱段各适量

**调料：** 盐、鸡粉、生抽、料酒、水淀粉、食用油各适量

**做法**

① 彩椒切块；羊肉切片，加调料，腌渍入味。② 豌豆、彩椒、胡萝卜片焯水；松仁炸香；羊肉滑油至变色。③ 锅底留油，放入配料、食材、调料，翻炒入味即可。

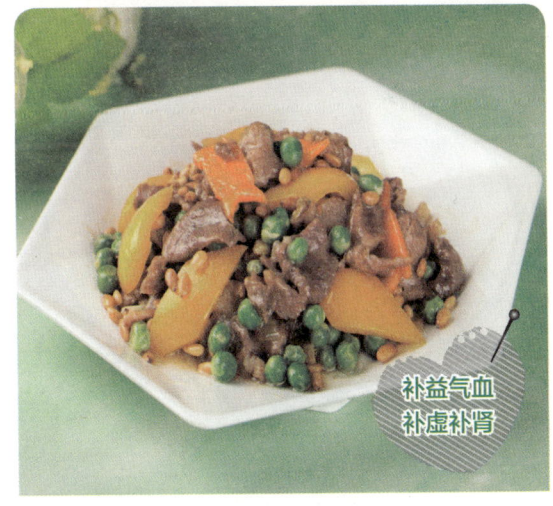

补益气血
补虚补肾

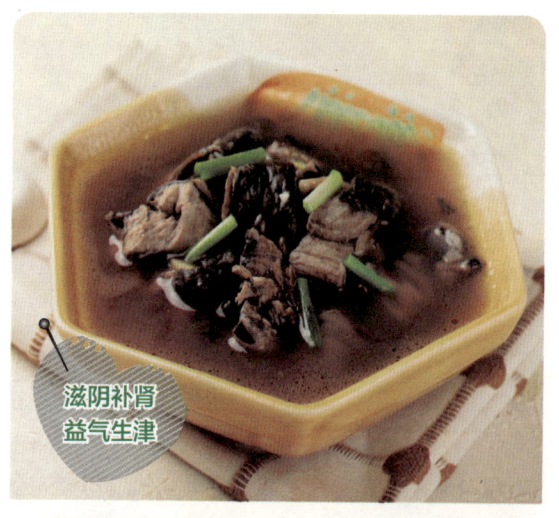

滋阴补肾
益气生津

## 黑豆乌鸡汤

**材料：** 乌鸡肉250克，水发黑豆70克，姜片、葱段各少许

**调料：** 盐3克，鸡粉3克，料酒4毫升

**做法**

①乌鸡肉洗净切块。②锅中注水烧开，倒入鸡块，搅匀，煮1分钟，余水捞出。③锅中注水，倒入黑豆，大火烧开，放入乌鸡肉、姜片、料酒，烧开后小火炖熟，放入盐、鸡粉，拌匀盛出，放葱段即可。

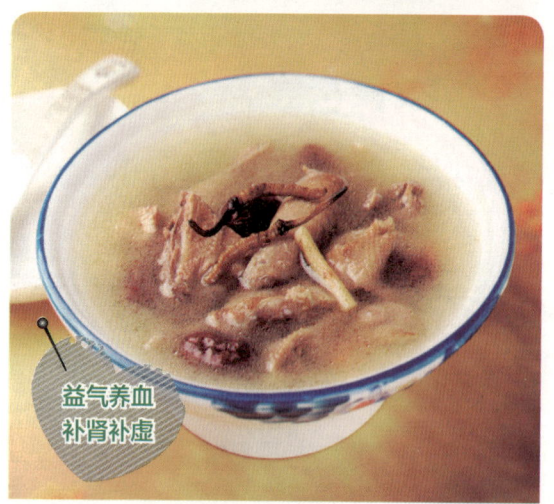

益气养血
补肾补虚

## 虫草党参鸽子汤

**材料：** 虫草2根，红枣20克，当归10克，枸杞8克，沙参10克，薏米30克，鸽子肉180克，姜片少许

**调料：** 料酒16毫升，盐2克，鸡粉2克

**做法**

①鸽子肉余水捞出，待用。②锅中注水烧开，倒入鸽肉，加入备好的药材、料酒，拌匀，小火炖熟，放入盐、鸡粉，搅拌入味。③关火后将汤料盛出即可。

## part 3 喝对花草茶，调理妇科病

花草茶因其制法简单、服用方便而广受欢迎，是自然的健康饮品。不同的花草茶有不同属性，每一种都有不同的保健效果。如玫瑰花气味芬芳，可缓解忧郁的情绪、调经止痛、增加活力，与茉莉搭配，可帮助新陈代谢、排毒通便、调整内分泌。

本章为您介绍18道花草茶，不仅可用于各种妇科病的辅助治疗，还能养颜美容，是广大女性朋友的养生首选。

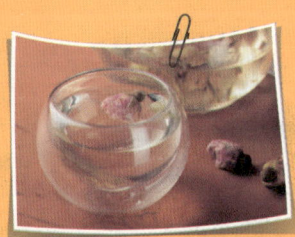
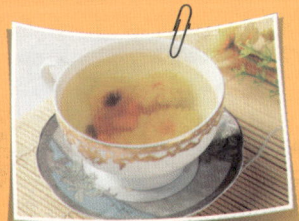
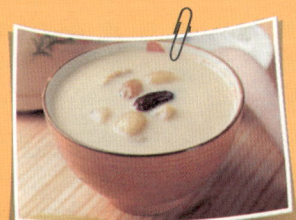

## 蒲公英金银花茶

**材料**

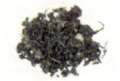 蒲公英5克　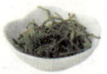 金银花7克

### 做法

① 砂锅中注入适量清水烧开,倒入洗净的蒲公英、金银花,搅拌匀,烧开后用小火煮约10分钟,至药材析出有效成分。
② 盛出煮好的药茶,滤入茶杯中,趁热饮用即可。

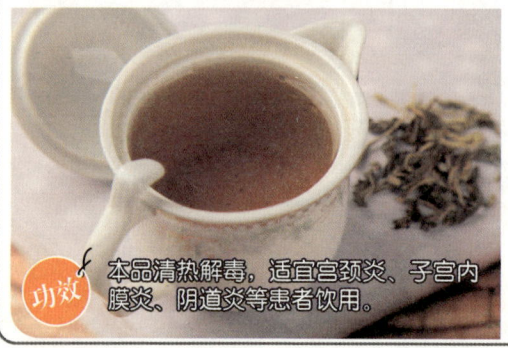

**功效** 本品清热解毒,适宜宫颈炎、子宫内膜炎、阴道炎等患者饮用。

## 蜂蜜大黄茶

**材料**

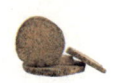 大黄粉3克　 蜂蜜15毫升

### 做法

① 将大黄粉放入茶杯中,注入适量沸水冲泡,加盖闷10分钟。
② 加1小勺蜂蜜,用汤勺搅拌均匀即可。

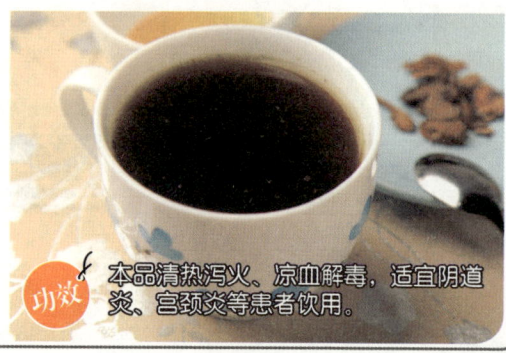

**功效** 本品清热泻火、凉血解毒,适宜阴道炎、宫颈炎等患者饮用。

## 淡竹叶茅根茶

**材料**

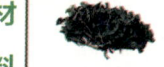 淡竹叶15克　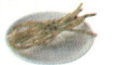 白茅根10克

**做法**

①砂锅中注入适量清水烧开，放入备好的淡竹叶、白茅根，用勺搅拌均匀，烧开后用小火煮约10分钟至其析出有效成分。
②捞出药材，盛出煮好的药茶，将其装入杯中即可饮用。

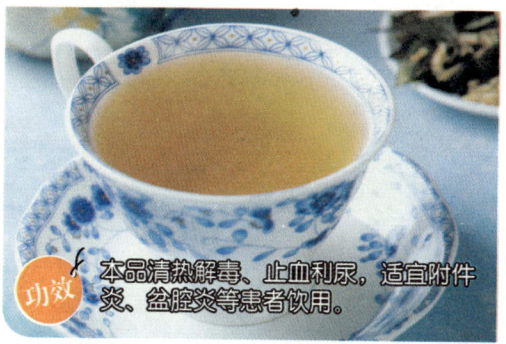

**功效** 本品清热解毒、止血利尿，适宜附件炎、盆腔炎等患者饮用。

## 鱼腥草山楂饮

**材料**

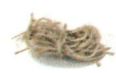 鱼腥草50克　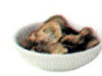 干山楂20克　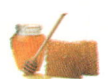 蜂蜜10毫升

**做法**

①砂锅中注入适量清水烧开，倒入洗净的鱼腥草、干山楂，用小火炖20分钟，至其析出有效成分。
②盛出药茶，装入碗中，加入适量蜂蜜调匀，静置一会儿，稍微放凉即可饮用。

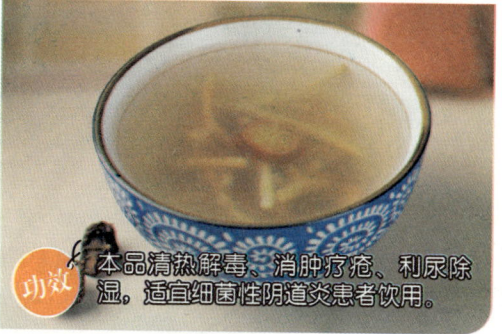

**功效** 本品清热解毒、消肿疗疮、利尿除湿，适宜细菌性阴道炎患者饮用。

## 荷叶薏米茶

**材料**
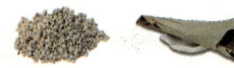 
水发薏米80克　荷叶碎5克　蜂蜜15毫升

**做法**

① 砂锅中注水烧开,倒入洗净的薏米、荷叶碎,烧开后用小火煮30分钟。

② 加入适量蜂蜜,快速搅拌匀,转中火略煮,至蜂蜜完全溶化,盛出煮好的药茶,装入茶杯中即成。

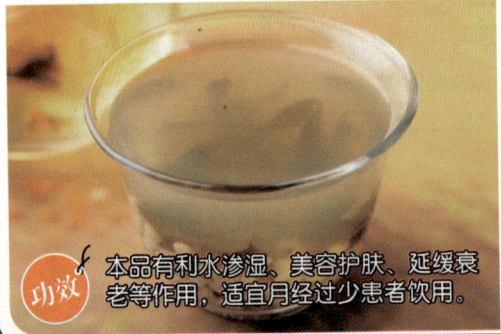

**功效** 本品有利水渗湿、美容护肤、延缓衰老等作用,适宜月经过少患者饮用。

## 甘草大枣茶

**材料**

小麦75克　甘草10克
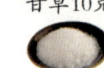
红枣20克　白糖3克

**做法**

① 砂锅中注入适量清水烧热,倒入洗好的红枣、甘草,用大火煮沸。

② 倒入洗净的小麦,拌匀,用中小火煮1小时至熟,放入适量白糖,搅拌匀,至白糖溶化,盛出煮好的汤料即可。

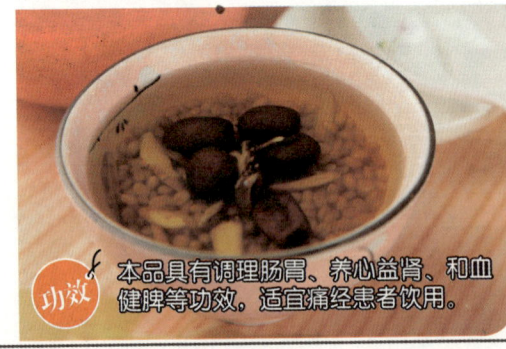

**功效** 本品具有调理肠胃、养心益肾、和血健脾等功效,适宜痛经患者饮用。

## 玫瑰益母草调经茶

**材料**
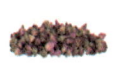 玫瑰花3克
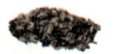 益母草7克

**做法**

① 砂锅中注入适量清水烧开，倒入洗好的益母草，用中火煮约10分钟至其析出有效成分，用小火保温，待用。

② 取一个茶杯，倒入洗净的玫瑰花，将砂锅中的药汁滤入杯中，泡1分钟即可。

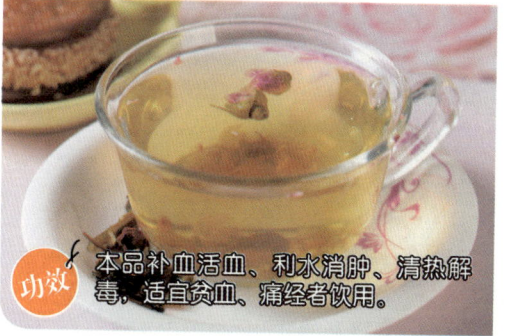

**功效** 本品补血活血、利水消肿、清热解毒，适宜贫血、痛经者饮用。

## 党参菊花枸杞茶

**材料**
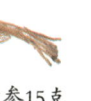 党参15克
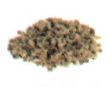 菊花5克
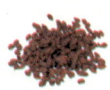 枸杞6克

**做法**

① 砂锅中注水烧开，放入洗净的党参，用小火煮约15分钟，至党参析出有效成分。

② 放入洗好的枸杞、菊花，用小火煮5分钟，至其析出有效成分，搅拌匀，把煮好的茶水盛出，待稍凉后即可饮用。

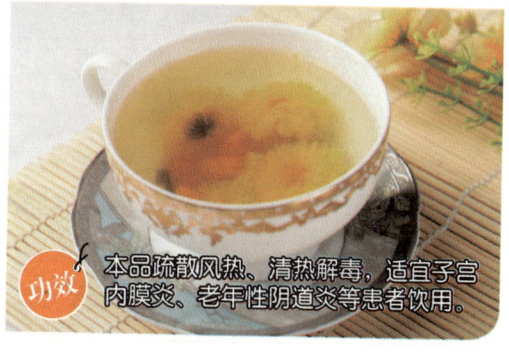

**功效** 本品疏散风热、清热解毒，适宜子宫内膜炎、老年性阴道炎等患者饮用。

## 迷迭香玫瑰茶

**材料**

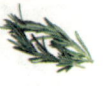 迷迭香5克  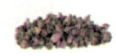 玫瑰花4克

**做法**

① 取备好的茶壶，放入迷迭香、玫瑰花，注开水冲洗一遍，去除杂质，倒出，壶中再次注入开水，至六七分满。

② 盖好壶盖，闷泡5分钟，另取一个干净的茶杯，倒入泡好的玫瑰茶即可。

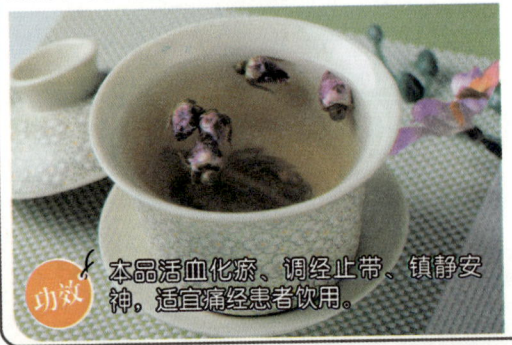

**功效** 本品活血化瘀、调经止带、镇静安神，适宜痛经患者饮用。

## 养血柔肝茶

**材料**

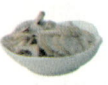 白芍15克  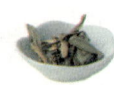 甘草8克

**做法**

① 砂锅中注入适量清水烧开，倒入洗好的白芍、甘草，用小火煮10分钟，至药材析出有效成分，搅拌片刻。

② 将煮好的药茶盛出，装入杯中即可。

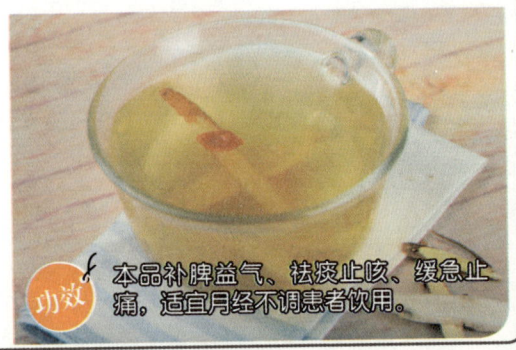

**功效** 本品补脾益气、祛痰止咳、缓急止痛，适宜月经不调患者饮用。

## 茉香玫瑰茶

**材料** 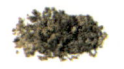 茉莉花5克　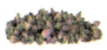 玫瑰花4克

**做法**

① 取备好的茶壶，放入茉莉花、玫瑰花，注入开水冲洗一遍，倒出壶中的热水。

② 茶壶中再次注入开水，至六七分满，盖好壶盖，闷泡约5分钟，至散出清香味，倒入茶杯，趁热饮用即可。

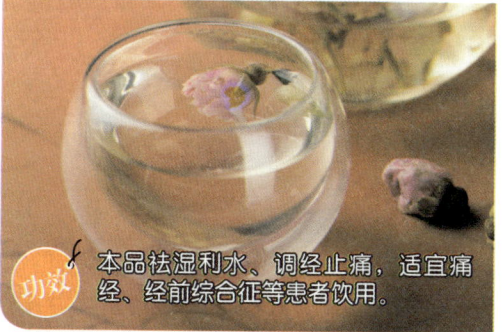

**功效** 本品祛湿利水、调经止痛，适宜痛经、经前综合征等患者饮用。

## 姜汁红茶

**材料** 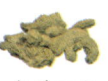 老姜70克　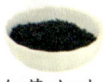 红茶叶5克

**做法**

① 将洗净去皮的老姜切成片，待用。

② 砂锅中注水烧开，倒入姜片，煮沸后用小火煮约10分钟，转中火保温。

③ 取备好的茶壶，放入红茶叶，盛入姜汁，泡约5分钟，至其散出茶香味即可。

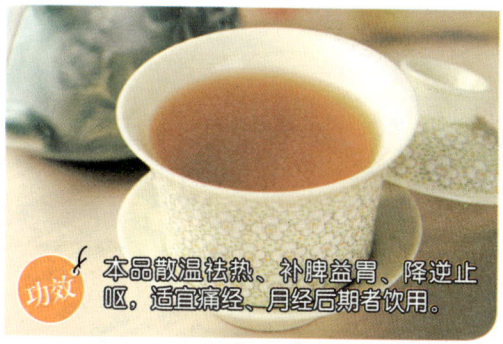

**功效** 本品散温祛热、补脾益胃、降逆止呕，适宜痛经、月经后期者饮用。

## 黄芪红枣茶

**材料**
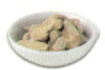 黄芪15克
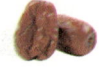 红枣25克

**做法**
① 砂锅中注水烧开,放入红枣、黄芪,用小火煮20分钟至其析出有效成分。
② 关火后把煮好的药茶盛出,装入碗中,静置一会儿,待稍微放凉后即可饮用。

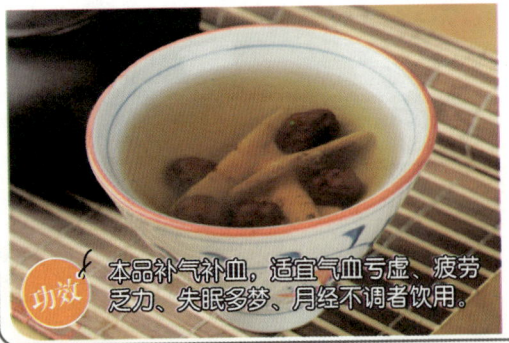

**功效** 本品补气补血,适宜气血亏虚、疲劳乏力、失眠多梦、月经不调者饮用。

## 桂圆红枣奶茶

**材料**
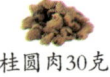 桂圆肉30克
 红枣25克
 牛奶100毫升
 红糖20克

**做法**
① 砂锅中注入适量清水烧开,倒入洗好的桂圆肉、红枣,用小火煮20分钟。
② 倒入适量牛奶,煮至沸,放入红糖,搅拌均匀,关火后盛出煮好的奶茶,装入碗中即可。

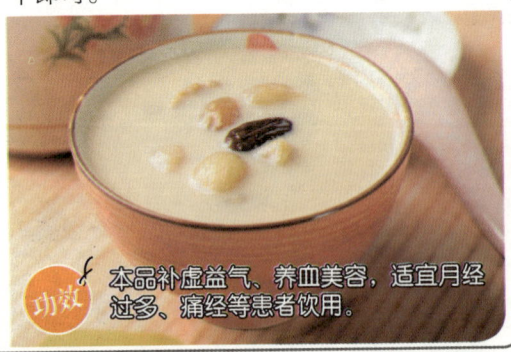

**功效** 本品补虚益气、养血美容,适宜月经过多、痛经等患者饮用。

## 红枣桂圆茶

**材料**

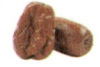 红枣30克　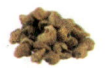 桂圆肉30克　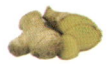 姜片35克

**做法**

①砂锅中注入适量清水烧开，放入备好的红枣、桂圆肉、姜片，用小火煮约20分钟至食材熟透，搅拌均匀。
②盛出煮好的茶水，装入碗中即可。

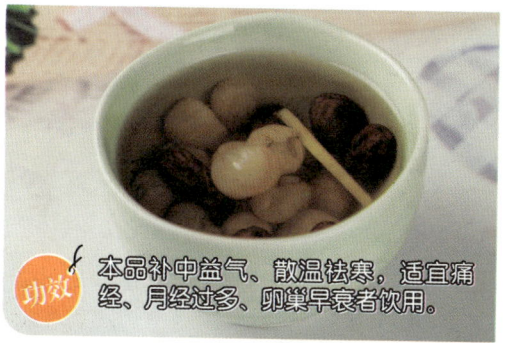

**功效** 本品补中益气、散温祛寒，适宜痛经、月经过多、卵巢早衰者饮用。

## 生地莲子饮

**材料**

 生地5克　 莲子心3克

**做法**

①砂锅中注水烧开，倒入洗净的生地，放入备好的莲子心，煮沸后用小火煮约10分钟，至其析出有效成分，搅拌片刻。
②用大火续煮一会儿，盛出煮好的汤料，装入汤碗中，稍微冷却后饮用即可。

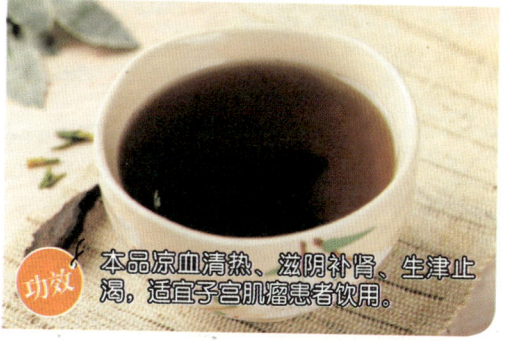

**功效** 本品凉血清热、滋阴补肾、生津止渴，适宜子宫肌瘤患者饮用。

# 通草车前子茶

**材料**

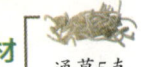 通草5克　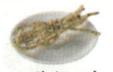 白茅根3克
 车前子3克　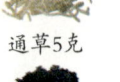 黄芪10克　 冰糖4克

**做法**

① 砂锅中注入适量清水烧热，倒入备好的药材，烧开后用小火煮约30分钟，至药材析出有效成分。
② 放入冰糖，拌匀，煮至冰糖溶化，盛出药茶，滤入杯中即可。

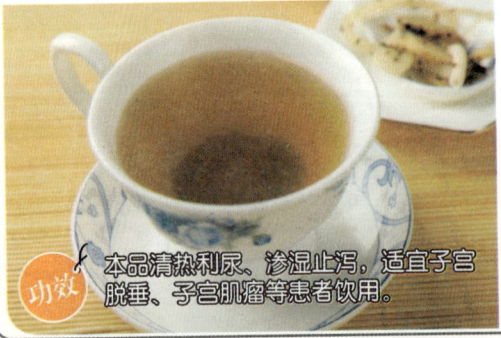

**功效** 本品清热利尿、渗湿止泻，适宜子宫脱垂、子宫肌瘤等患者饮用。

# 柠檬蜂蜜绿茶

**材料**

 柠檬片20克　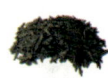 绿茶3克　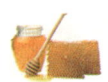 蜂蜜15毫升

**做法**

① 砂锅中注入适量清水烧开，放入备好的柠檬片，加入绿茶，搅拌拌匀，煮1分钟，至散出茶香味。
② 将煮好的茶水盛出，滤入杯中，加入蜂蜜即可。

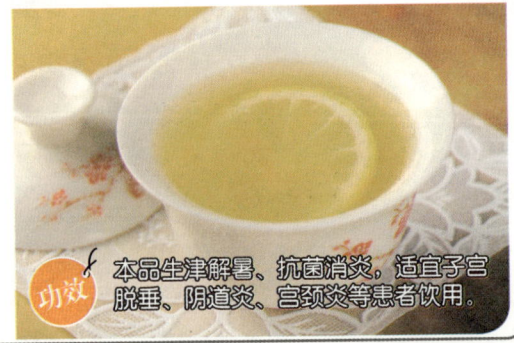

**功效** 本品生津解暑、抗菌消炎，适宜子宫脱垂、阴道炎、宫颈炎等患者饮用。

## part 4 调理妇科病特效穴位疗法

妇科疾病给许多现代女性的生活带来了困扰。经过西医的治疗虽然能够缓解，但是生活中稍不留意就会复发。中医穴位疗法以经络腧穴为基础，以按摩、艾灸、刮痧、拔罐为主要施治，是非常有效的。本章为你介绍了部分特效穴位的操作方法和功效，这些穴位既可以单独使用，也可以联合起来施治，共同达到保健、治疗的目的。

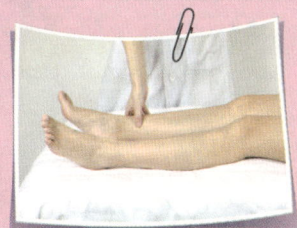
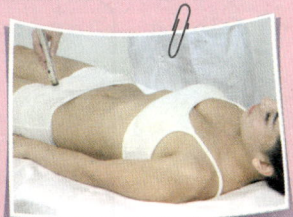
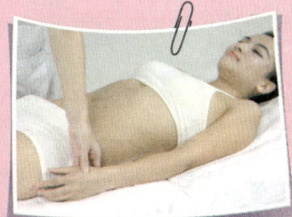

# 按摩血海穴

### 小贴士
血海配带脉穴，有调经统血的作用，主治月经不调。

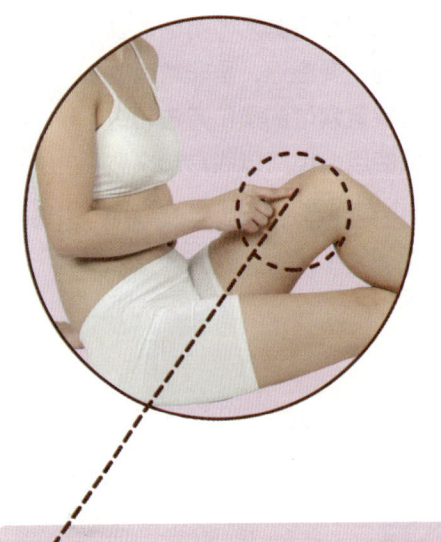

### 操作
双掌拇指置血海穴上，双手其余4指拿按膝上肌肉，力量不宜太大，能感到穴位处有酸胀感即可，要以轻柔为原则。点、按、拿、揉并行，操作3~5分钟。可随时按摩。

### 功效
调经统血、健脾化湿。能有效缓解各种妇科疾病引起的疼痛。

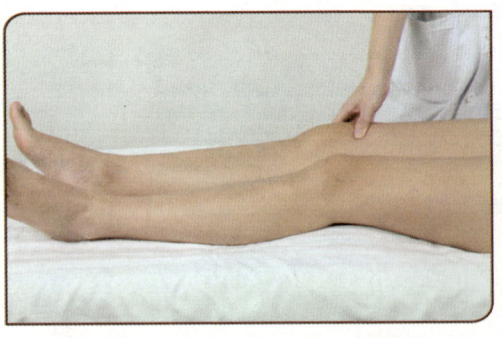

### 取穴
位于大腿内侧，髌底内侧端上2寸，在股四头肌内侧头的隆起处，屈膝取穴。

# 按摩阴廉穴

**小贴士**

阴廉配关元、三阴交、血海穴,有活血调经的作用,主治月经不调。

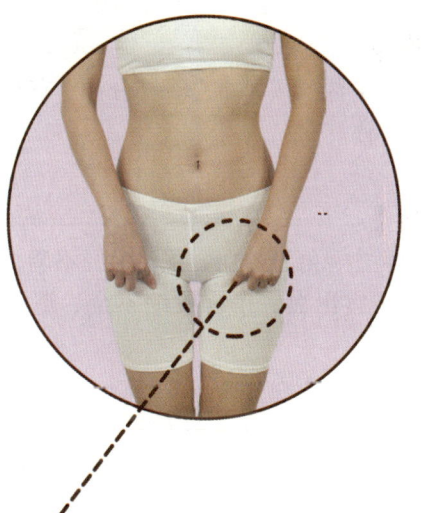

**操作**

双掌拇指置阴廉穴,要以轻柔为原则,点、按、拿、揉并行,操作3～5分钟。有时间即可操作。

**功效**

调经止带、通利下焦,对于月经不调、小腹疼痛具有一定的疗效,可以有效改善外阴瘙痒症状。

**取穴**

位于大腿内侧,在气冲穴直下2寸,大腿根部,耻骨结节的下方,长收肌的外缘。

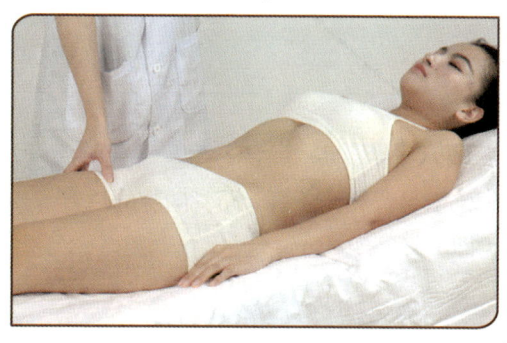

# 按摩太冲穴

**小贴士**
与期门搭配，对于治疗经前乳房胀痛、月经前后无定期有明显的疗效。

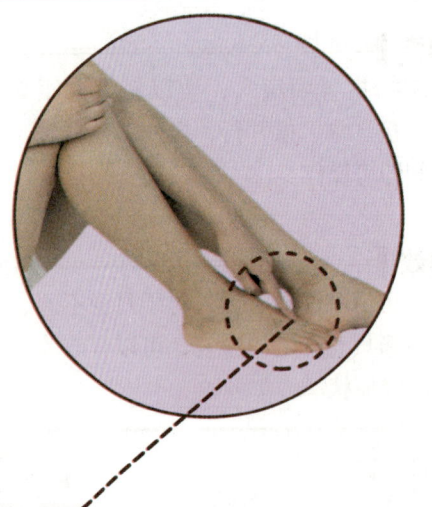

**操作**
用拇指尖部揉按太冲穴3~5分钟。有时间即可操作。

**功效**
平肝泄热、舒肝养血。主治月经不调、功能性子宫出血、子宫收缩不全、遗尿等症。

**取穴**
位于足背侧，在第一跖骨间隙的后方凹陷处。

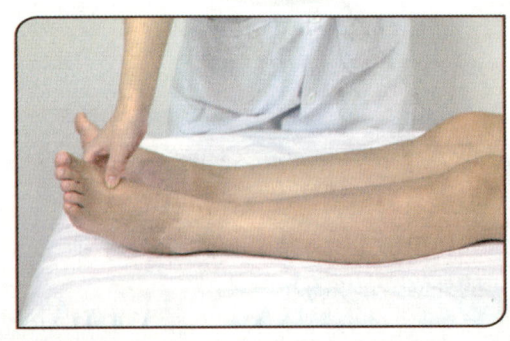

# 按摩三阴交穴

**小贴士**
与足三里、脾俞、肾俞等穴搭配,有益气健脾生津、滋养肝肾、补肾填精的作用。

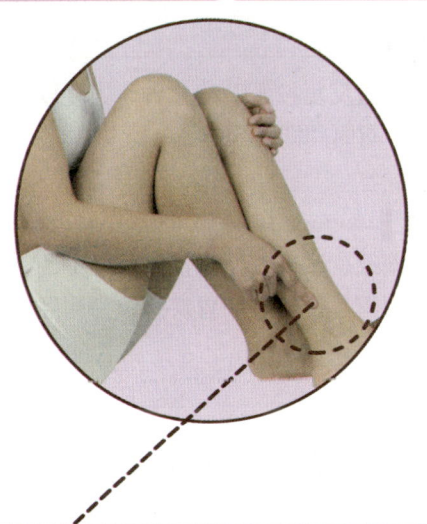

**操作**
拇指指腹反复按压2~3分钟,力度以酸胀为度,不拘时间,有时间即可操作。

**功效**
益肝肾、调经带。治疗月经不调、带下、心悸、失眠等症,为补血要穴。

**取穴**
位于小腿内侧,足内踝尖上3寸,胫骨内侧缘后方;正坐屈膝成直角取穴。

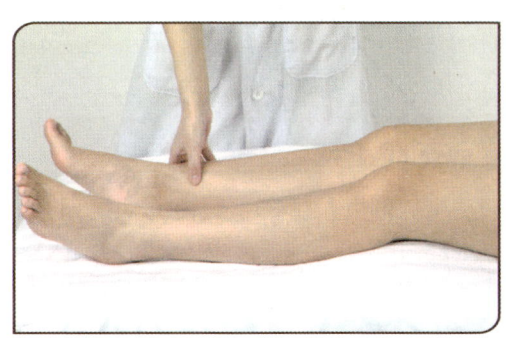

# 按摩交信穴

**小贴士**
搭配百会、关元穴,有升阳益气固脱的作用,主治子宫脱垂、崩漏。

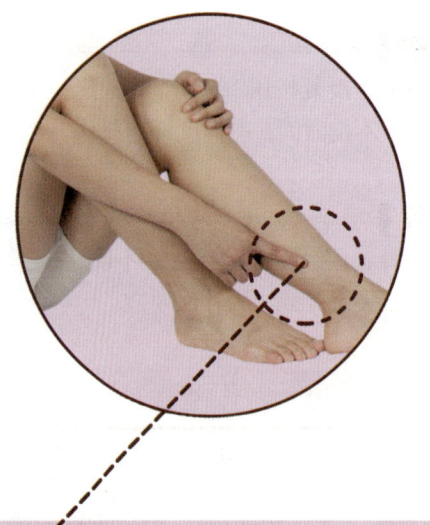

**操作**
拇指指腹反复按压2~3分钟,力度以酸胀为度。有时间即可操作。

**功效**
益肾调经、调理二便。治疗月经不调、崩漏、腹泻、便秘等肠胃疾病,为调经血的经验穴。

**取穴**
正坐或仰卧位,在小腿内侧太溪直上2寸,当复溜与胫骨内侧面后缘之间处。

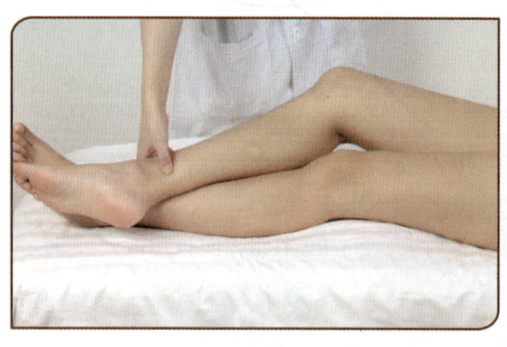

# 按摩涌泉穴

**小贴士**
按摩前,先以温水泡脚效果更好,同时按摩后注意脚部保温。

**操作**
用双手拇指分别按摩两侧的涌泉穴,适当用力按揉3~5分钟,早晚各一次,可长期坚持按摩。

**功效**
滋阴益肾、平肝熄风。治疗头晕、头痛、失眠、二便不利及痛经等妇科疾病。

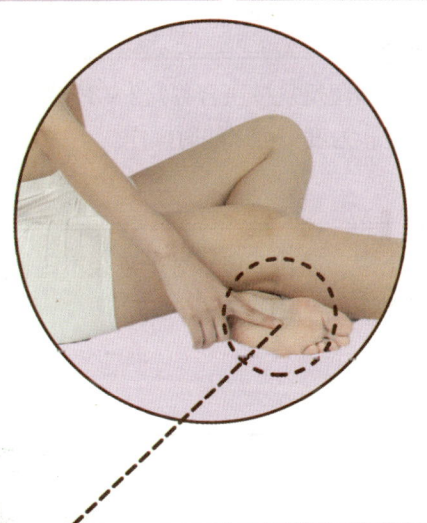

**取穴**
位于足前部凹陷处第二、三趾趾缝纹头端与足跟连线的前1/3处。

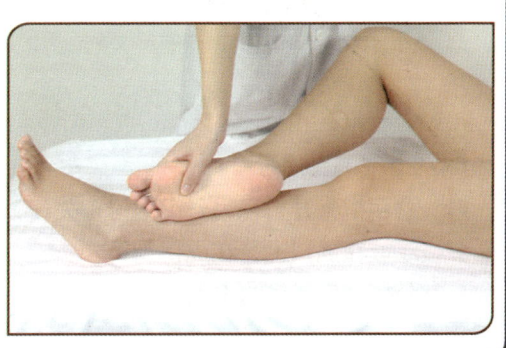

## 按摩合谷穴

### 小贴士
配三阴交穴，有调经、活血、催产作用，主治月经不调、痛经、经闭。

### 操作
以拇指指腹反复按压合谷穴2～3分钟，力度以酸胀为度。可以随时操作。

### 功效
调经止带、通利下焦，对于月经不调、少腹疼痛等有一定疗效。

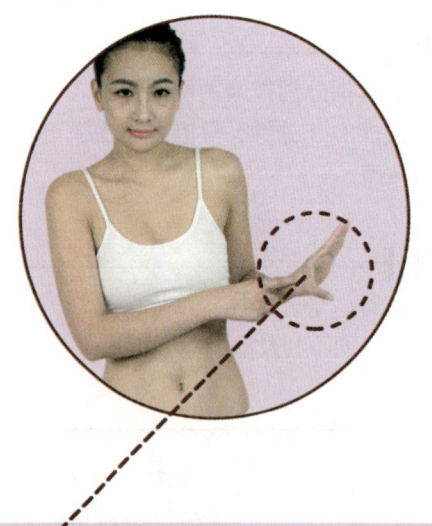

### 取穴
拇、食两指张开，以另一手的拇指关节横纹放在虎口上，在虎口与第一、二掌骨接合部连线的中点。

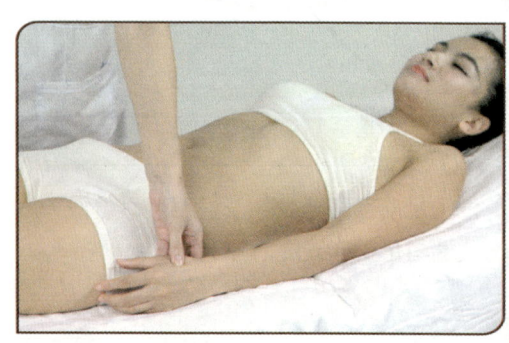

# 按摩阴谷穴

**小贴士**
搭配曲池、血海穴,有祛风除湿、理下焦的作用,主治阴道瘙痒。

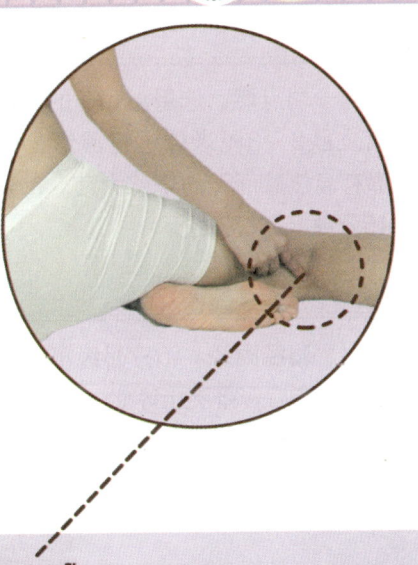

**操作**
以拇指指腹反复按压2~3分钟,力度以酸胀为度,可以随时操作。

**功效**
益肾调经、理气止痛。对于阴道炎、外阴炎、功能性子宫出血等有一定疗效。

**取穴**
正坐屈膝,当腘窝内侧,在半腱肌腱和半膜肌腱之间处。

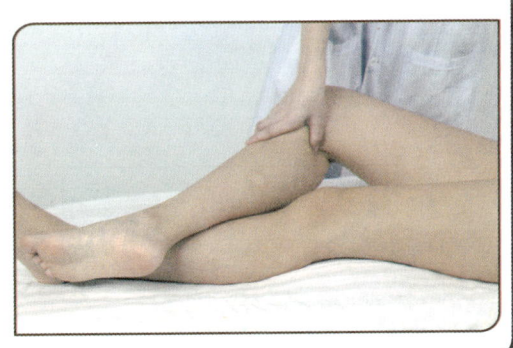

# 艾灸气海穴

**小贴士**
搭配三阴交、中极、太冲等穴，治疗痛经、闭经、妇科炎症等有很好的疗效。

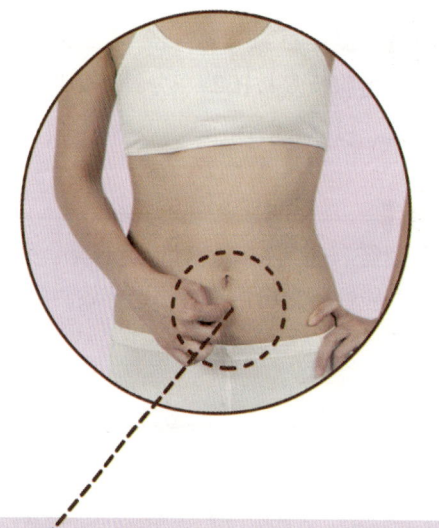

**操作**
将艾条的一端点燃，选用温和灸的方法，在距离皮肤2～3厘米处进行熏烤，使患者局部有温热感而无灼烧感为宜。每处灸10～15分钟，每日一次。

**功效**
益气助阳、调经固经。治疗月经不调、痛经、闭经、产后恶露不止等症。

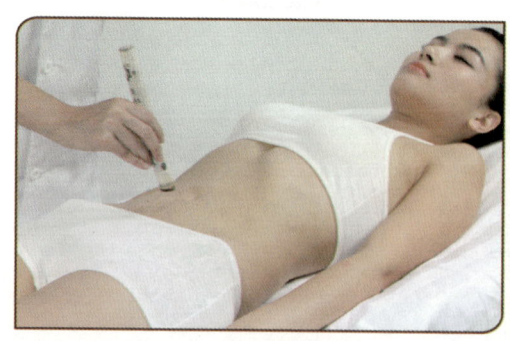

**取穴**
位于下腹部，当前正中线上，脐中下1.5寸处。

# 艾灸水道穴

**小贴士**

搭配三阴交、中极穴，可治疗痛经、不孕。

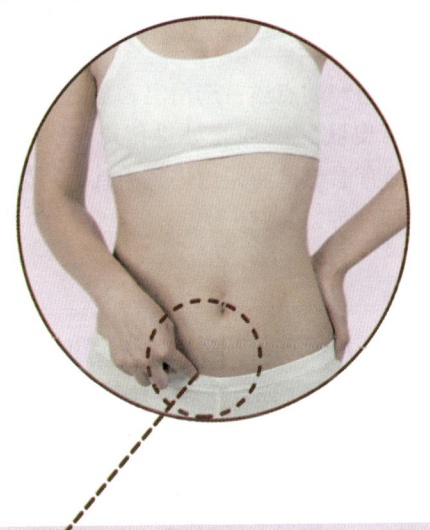

**操作**

采用温和灸法施灸，将艾条一端点燃，对准穴位，在距离2～3厘米处施灸，每穴5～7分钟，以局部红热、温润为度，隔日1次，10次为一个疗程。

**功效**

利水消肿、调经止痛。治疗盆腔炎、子宫病、卵巢病等妇科疾病。

**取穴**

位于下腹部，当脐中下3寸，距前正中线2寸。

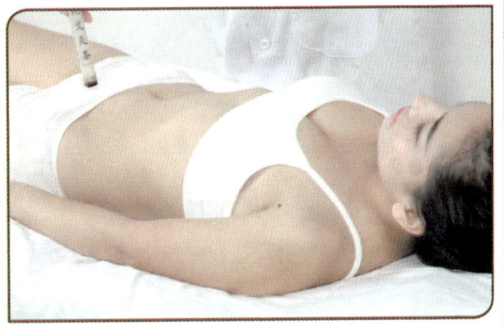

# 艾灸子宫穴

**小贴士**

搭配关元、血海、阴陵泉穴可治疗慢性盆腔炎。孕妇禁灸。

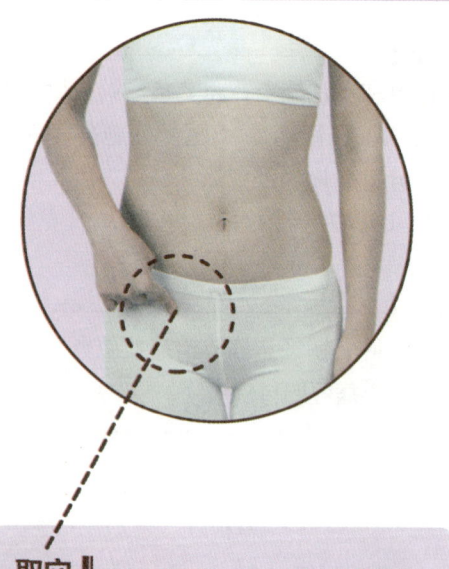

**操作**

将艾条的一端点燃,选用温和灸的方法,在距离皮肤2~3厘米处进行熏烤,使患者局部有温热感而无灼烧感为宜。每处灸10~15分钟,隔日一次。

**功效**

对痛经、月经不调、功能性子宫出血、子宫内膜炎、不孕症有较好的疗效。

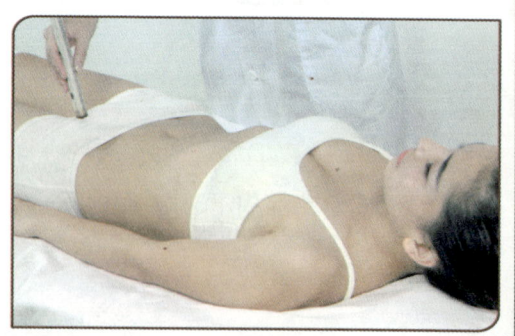

**取穴**

下腹部,在脐中下4寸,前正中线旁开3寸。

# 艾灸关元穴

**小贴士**
关元穴不适合用于实热证患者。孕妇禁灸。

**操作**
将艾条点燃,在关元穴上悬灸2~3分钟,至局部红晕、腹部感到微热为止。隔日1次。

**功效**
通调冲任、调理气血、补肾固精、回阳固脱。对痛经、月经不调等有较好的疗效。

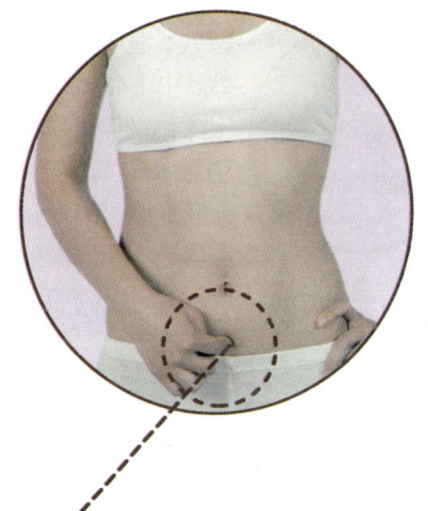

**取穴**
位于脐中下3寸,腹中线上,仰卧取穴。

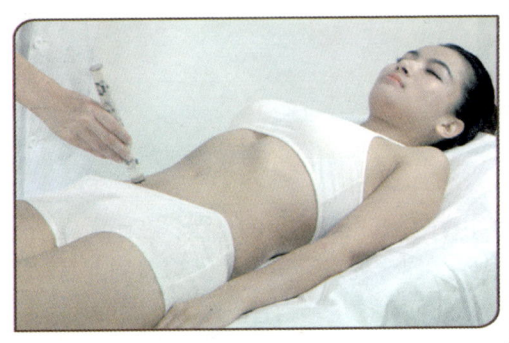

## 艾灸归来穴

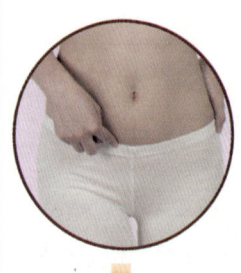

**取穴：** 位于下腹部，当脐中下4寸，前正中线旁开2寸。

**功效：** 活血化瘀、调经止痛。治疗月经不调、盆腔炎、卵巢炎、子宫内膜炎等症。

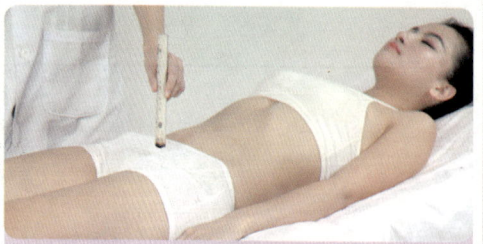

**操作：** 选用温和灸的方法，在距离皮肤2~3厘米处进行熏烤，使患者局部有温热感而无灼烧感为宜。隔日1次。

## 艾灸中极穴

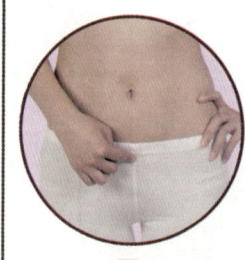

**取穴：** 位于下腹部，当脐中下4寸，前正中线上，仰卧取穴。

**功效：** 益肾兴阳、通经止带。治疗月经不调、崩漏、不孕、产后恶露不净等妇科疾病。

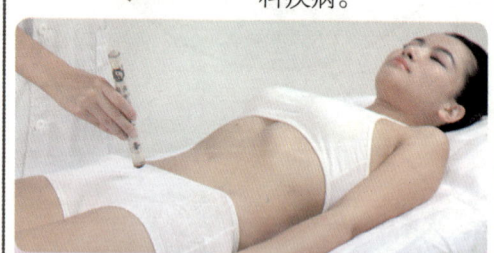

**操作：** 选用温和灸的方法，在距离皮肤2~3厘米处进行熏烤，使患者局部有温热感而无灼烧感为宜。隔日1次。

## 刮痧足三里穴

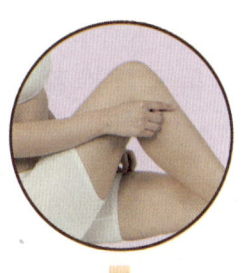

**取穴**：位于小腿前外侧，外膝眼向下4横指，在腓骨与胫骨之间，由胫骨旁1横指。

**功效**：扶正培元、通经活络。治诸虚证，为强壮要穴。

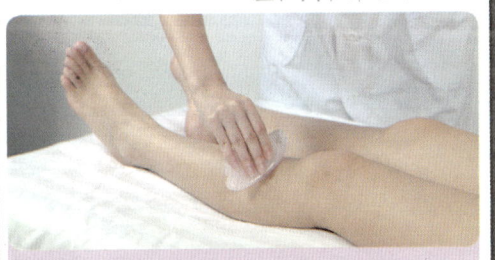

**操作**：施术部位涂上润滑油，刮拭时由上而下，取单一方向，每次刮拭20下左右，以皮肤出现红热为度。4~5天1次。

## 刮痧太溪穴

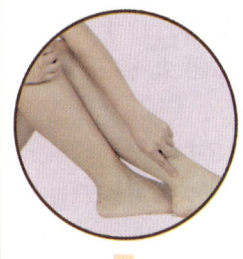

**取穴**：位于足内侧，在足内踝与脚跟骨筋腱之间的凹陷处。

**功效**：滋阴益肾、壮阳强腰。治疗月经不调、小便频数、腰背痛、足跟痛等症。

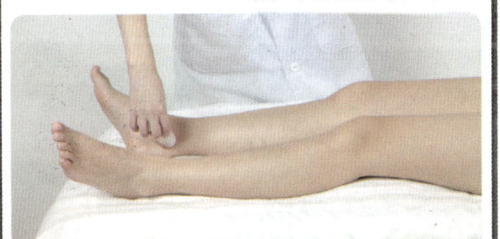

**操作**：在施术部位涂上润滑油，刮拭时由上而下，取单一方向，以出痧为度，然后换另一侧。4~5天1次。

## 拔罐肝俞穴

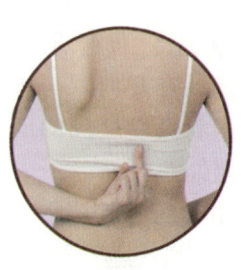

**取穴：** 位于背部，当第九胸椎棘突下，后正中线旁开1.5寸。

**功效：** 疏肝利胆、理气明目。治疗月经不调及肝肾不足引起的痛经等症。

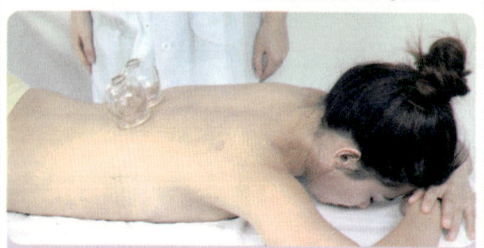

**操作：** 将施术部位消毒，左手持罐，右手用止血钳夹住酒精棉球点燃，伸入罐内后立即抽出，留罐10分钟后取下。1周1次。

## 拔罐肾俞穴

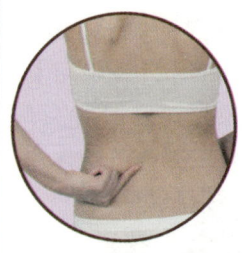

**取穴：** 位于腰部，在第二腰椎棘突下，后正中线旁开1.5寸。

**功效：** 益肾助阳、强腰利水。治疗月经不调、腰痛、哮喘、贫血等症。

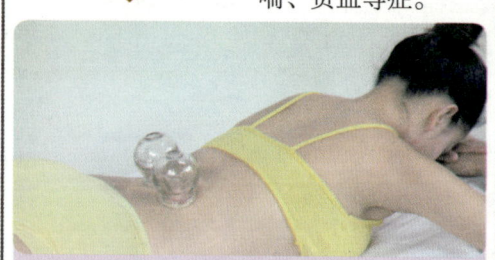

**操作：** 将施术部位消毒，左手持罐，右手用止血钳夹住酒精棉球点燃，伸入罐内后立即抽出，留罐10分钟后取下。1周1次。